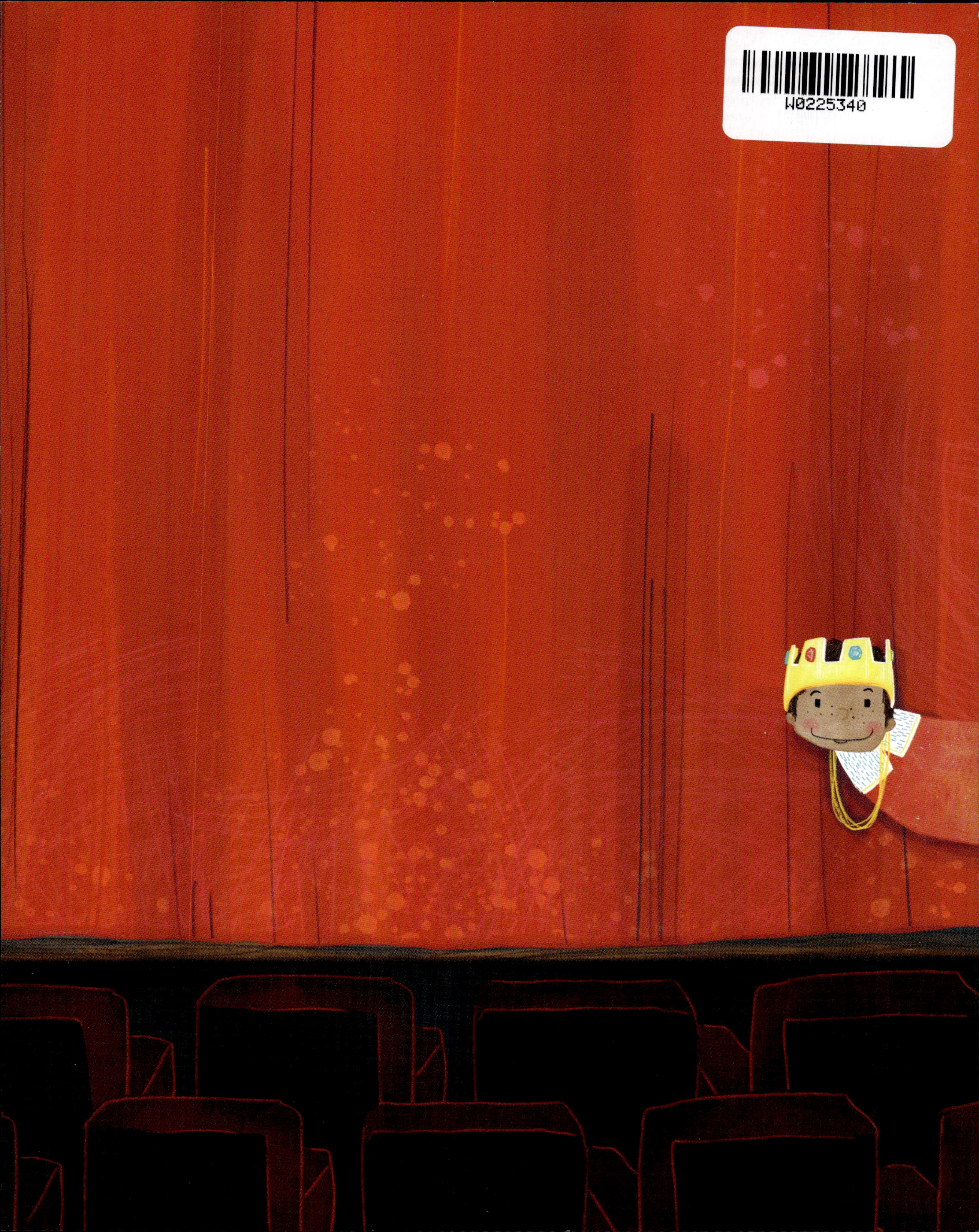

Für meine Familie. Mit euch verläuft mein Leben so viel besser als jeder Plan! ~ KG

Für meine Familie - weil ich mit niemand anderem so gern Weihnachtschaos feiere. ~ AW

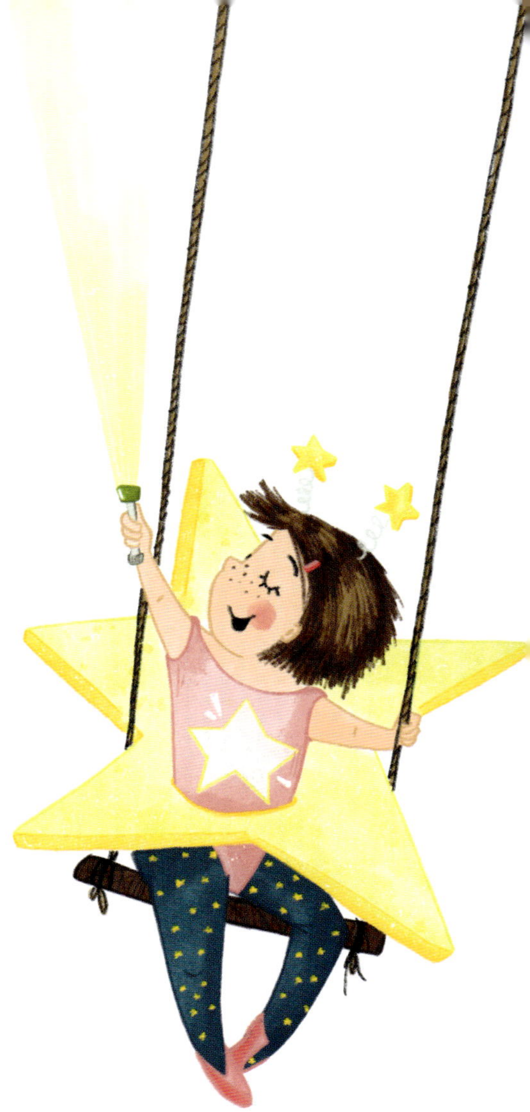

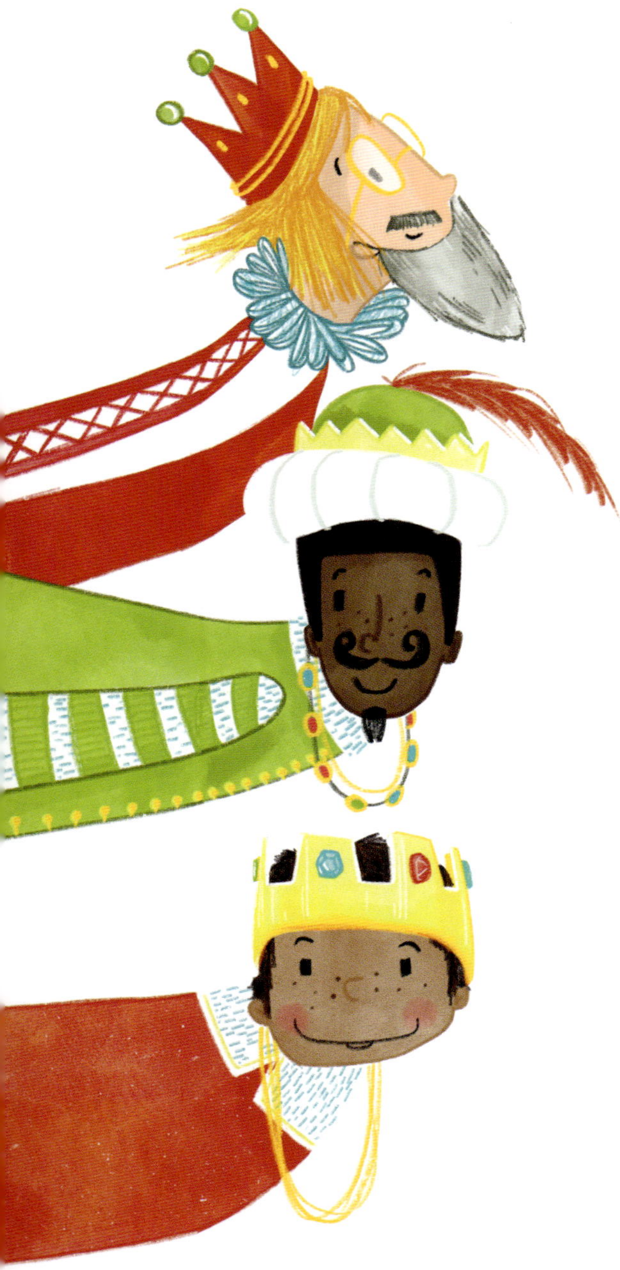

MIX
Papier | Fördert gute Waldnutzung
FSC® C023419

Gottlieb-Daimler-Str. 22, 35398 Gießen
www.brunnen-verlag.de
Lektorat: Susanne Ospelkaus
Satz: Brunnen Verlag GmbH
Druck: L.E.G.O. S.p.A., Vicenza
Gedruckt in Italien
ISBN 978-3-7655-5974-7

OSKAR entdeckt die WEIHNACHTSFREUDE

KATRIN GRIECO
ARABELL WATZLAWIK

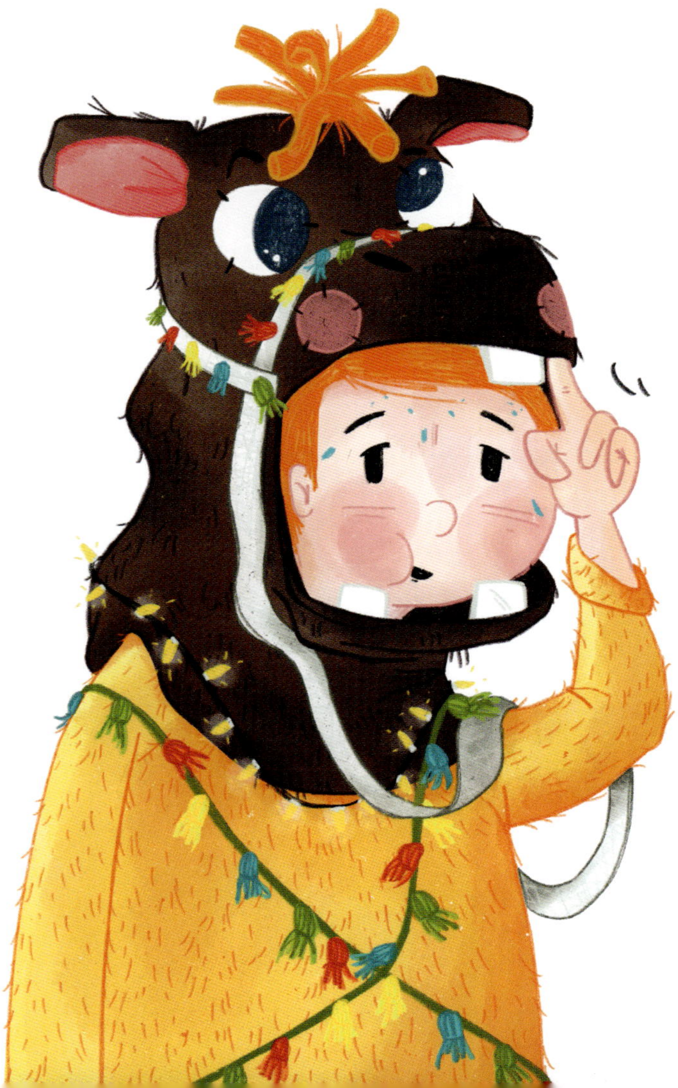

BRUNNEN
Verlag GmbH · Giessen

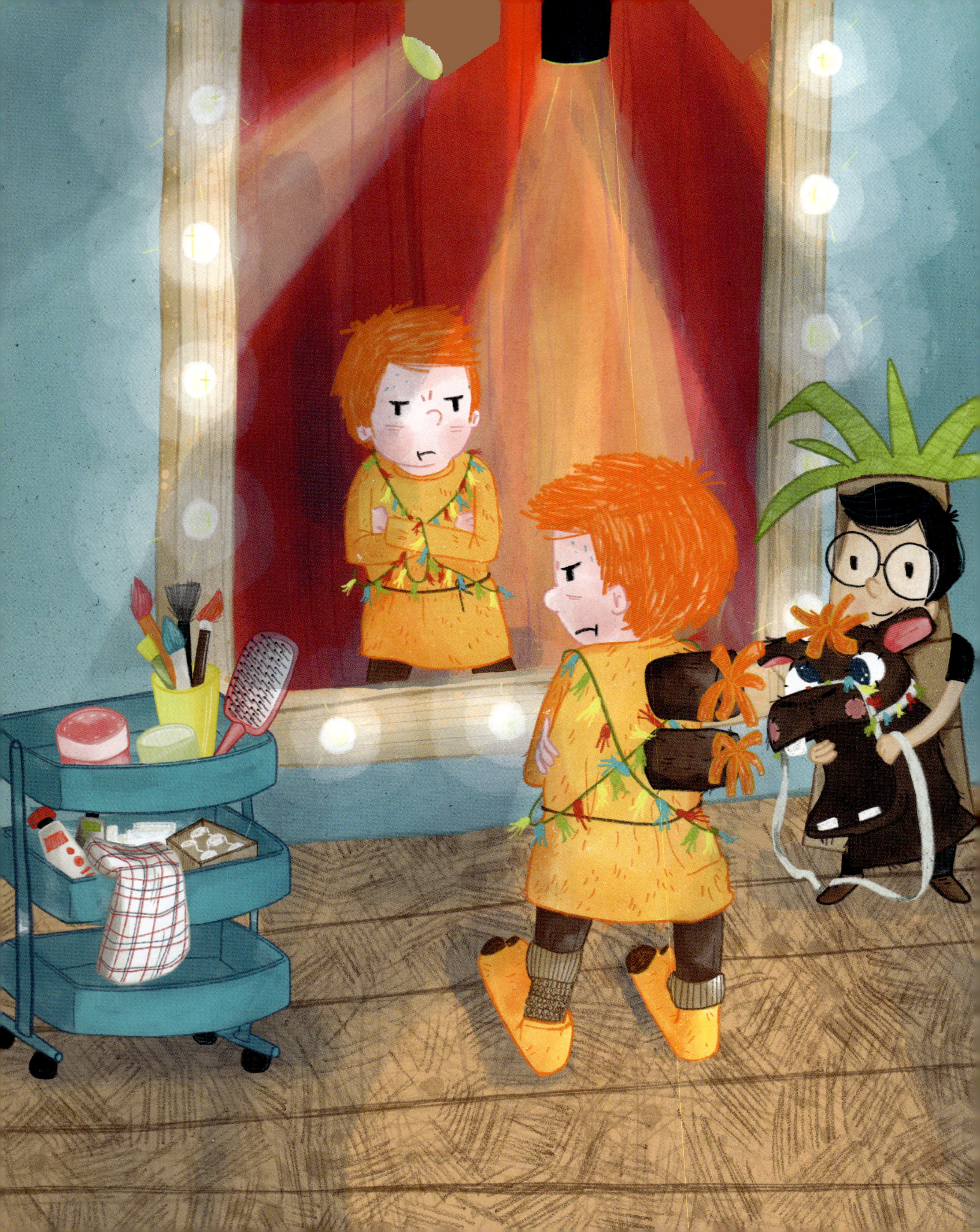

Ein Kamel? Wieso kann Oskar nicht Sterndeuter sein? Auch Josef oder einer der Hirten wäre gut gewesen. Aber ein Kamel mit Höckern, Ketten, Troddeln und Perlen?

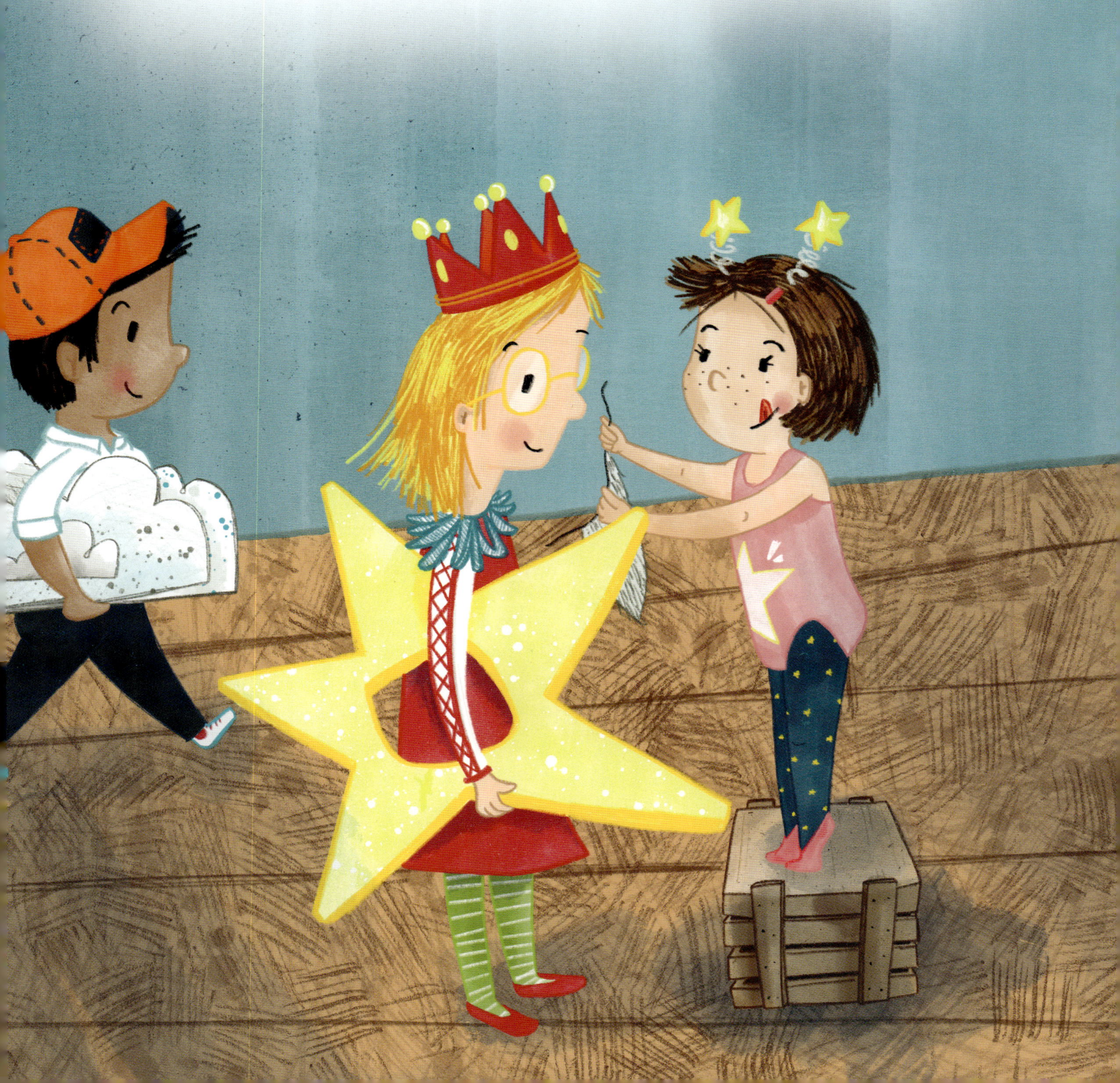

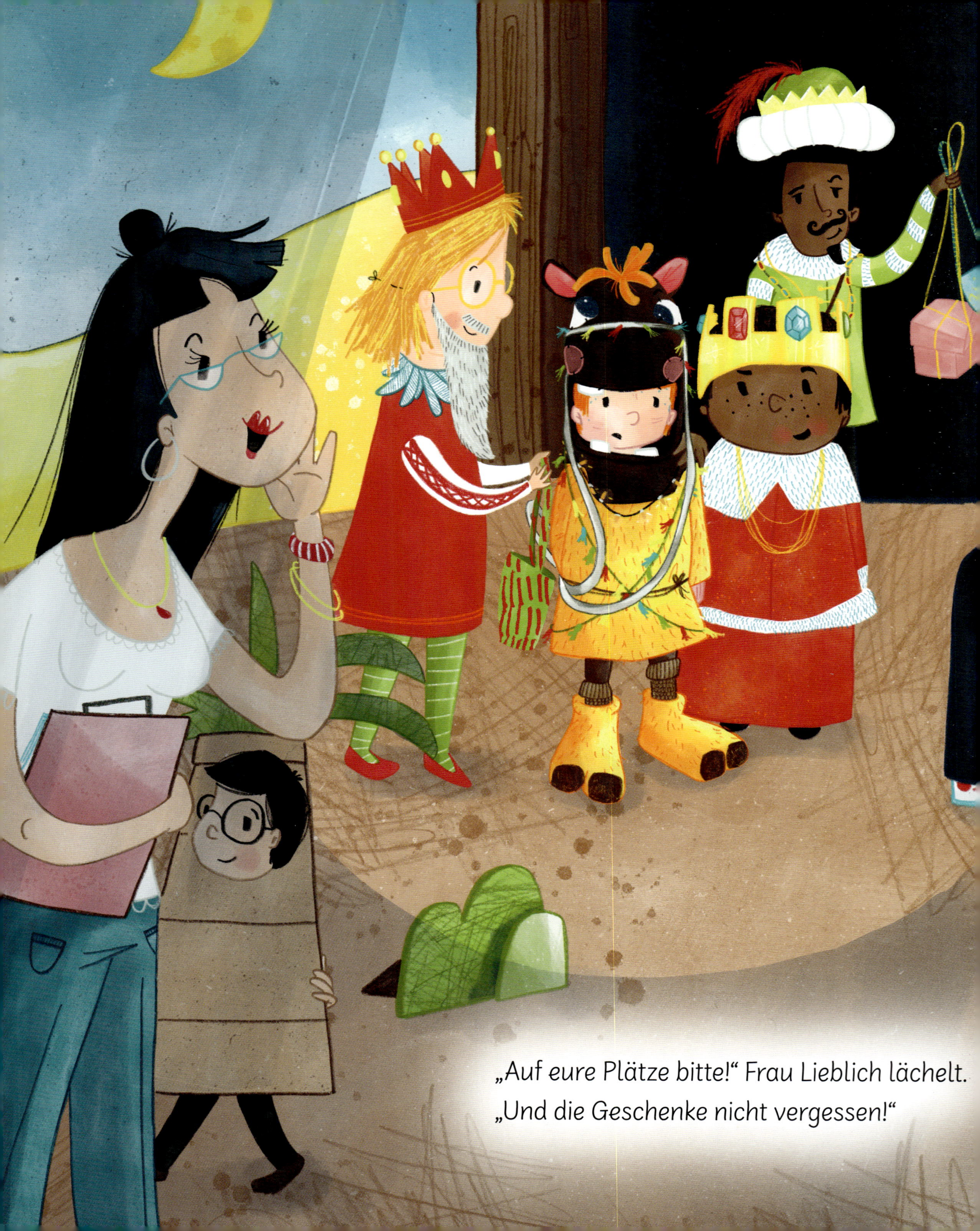

„Auf eure Plätze bitte!“ Frau Lieblich lächelt.
„Und die Geschenke nicht vergessen!“

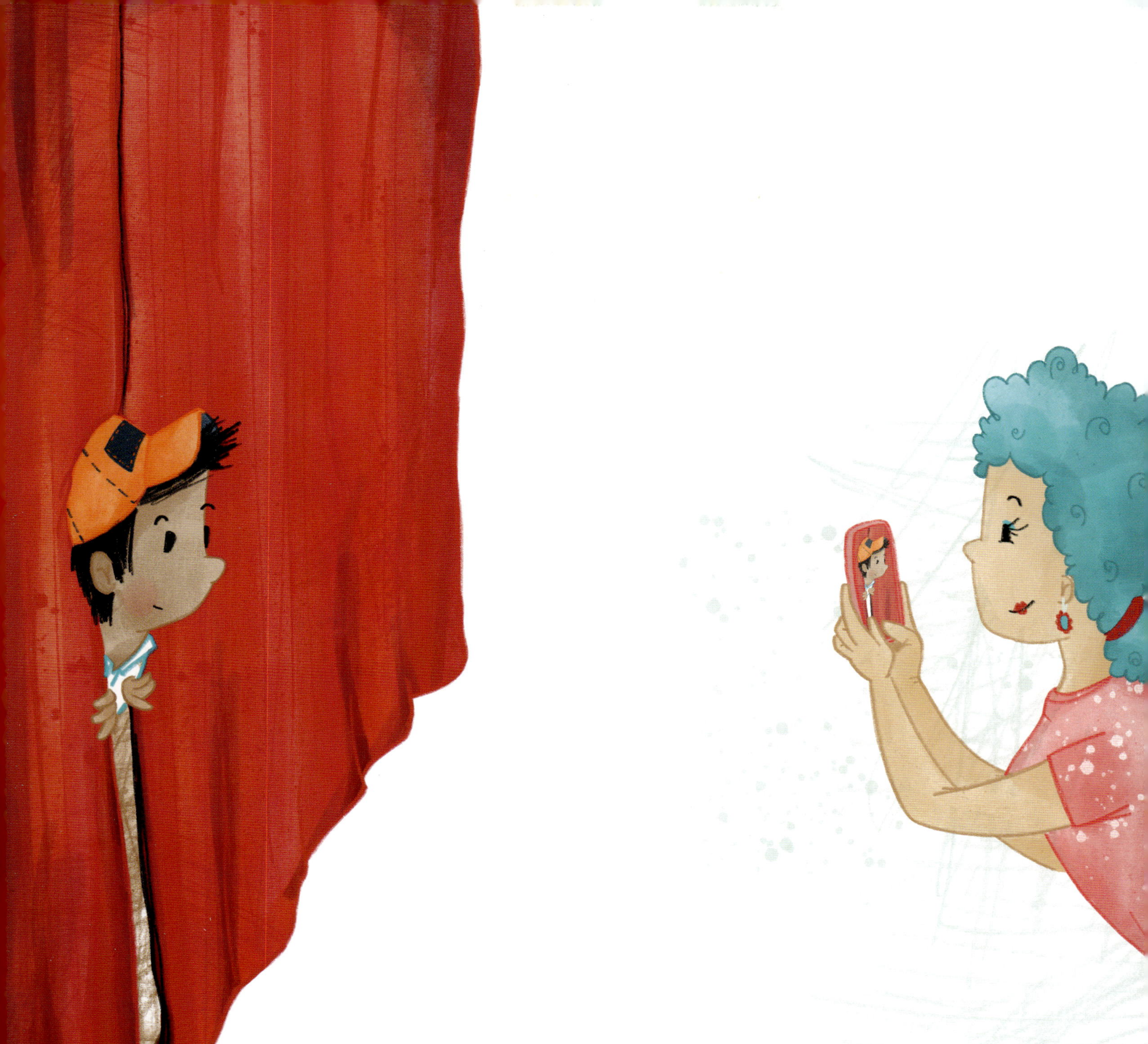

Die Sterndeuter hängen
dem Kamel einen Beutel und ein
Kästchen über die Schultern. Dabei hört
Oskar genau, wie ein Sterndeuter flüstert:
„Und die Bühne nicht abräumen, du Trampeltier!“
Oskar will etwas sagen, aber Frau Lieblich gibt ein Zeichen.

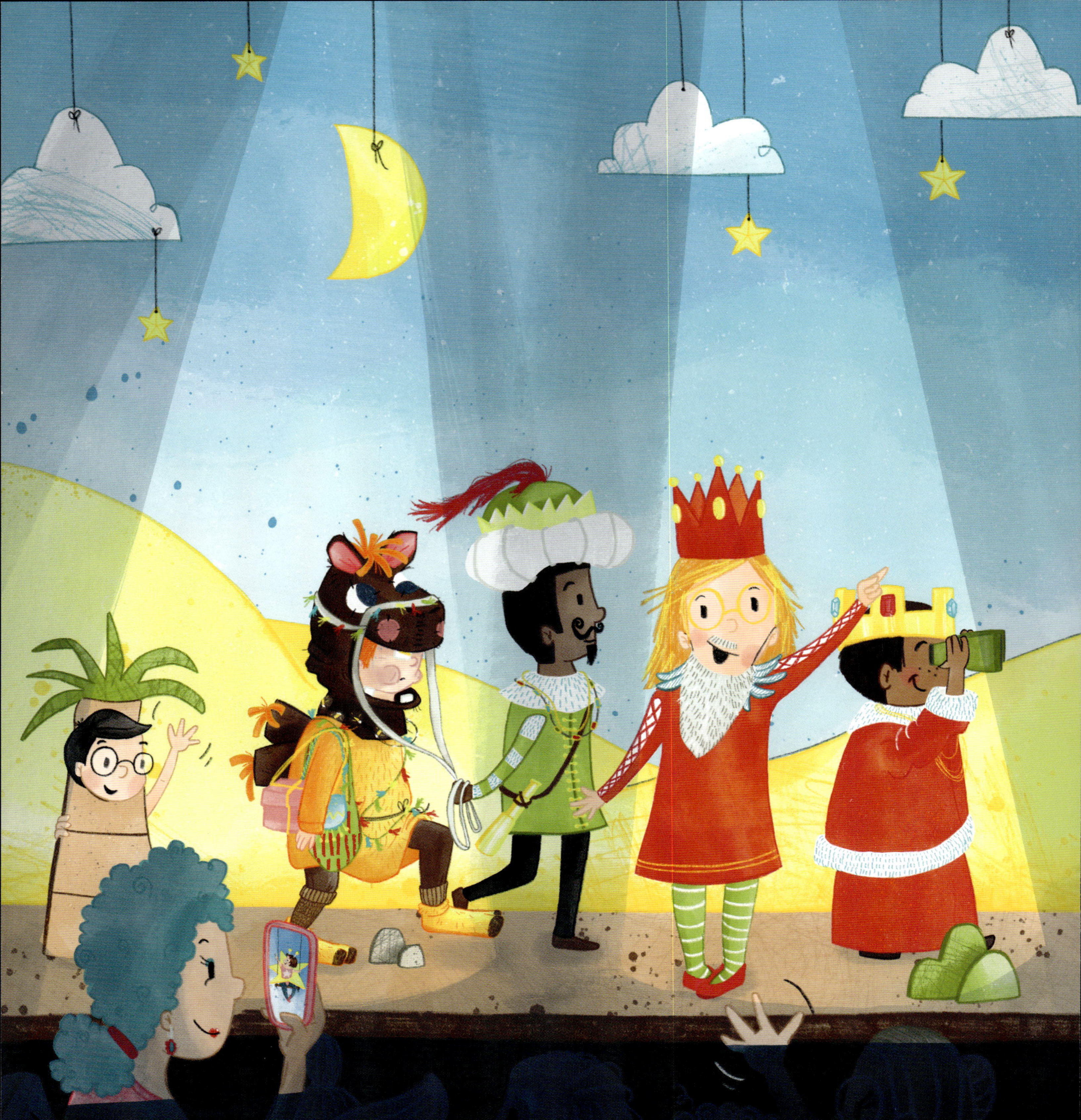

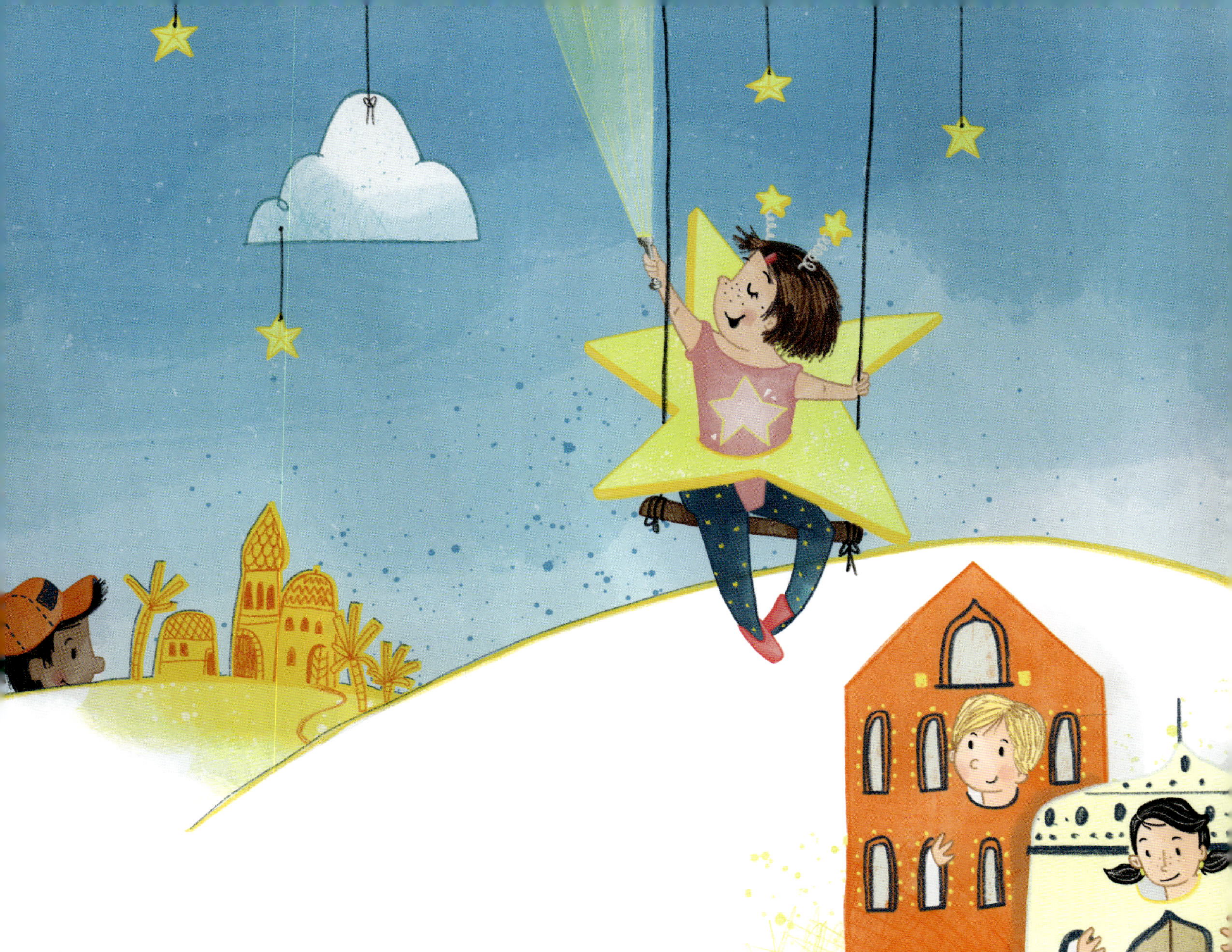

Der Vorhang öffnet sich. Oskar schiebt seinen Mund kauend hin und her, wie Kamele nun mal kauen.
Die Sterndeuter verkünden: „Wir haben einen neuen Stern gesehen und wollen ihm folgen! Wir wollen den neuen König finden!“
Sie zeigen an die Bühnendecke. Da baumelt Lisa als Weihnachtsstern.
„Ah“ und „Oh“ ist aus dem Saal zu hören. Lisas Mama fotografiert.

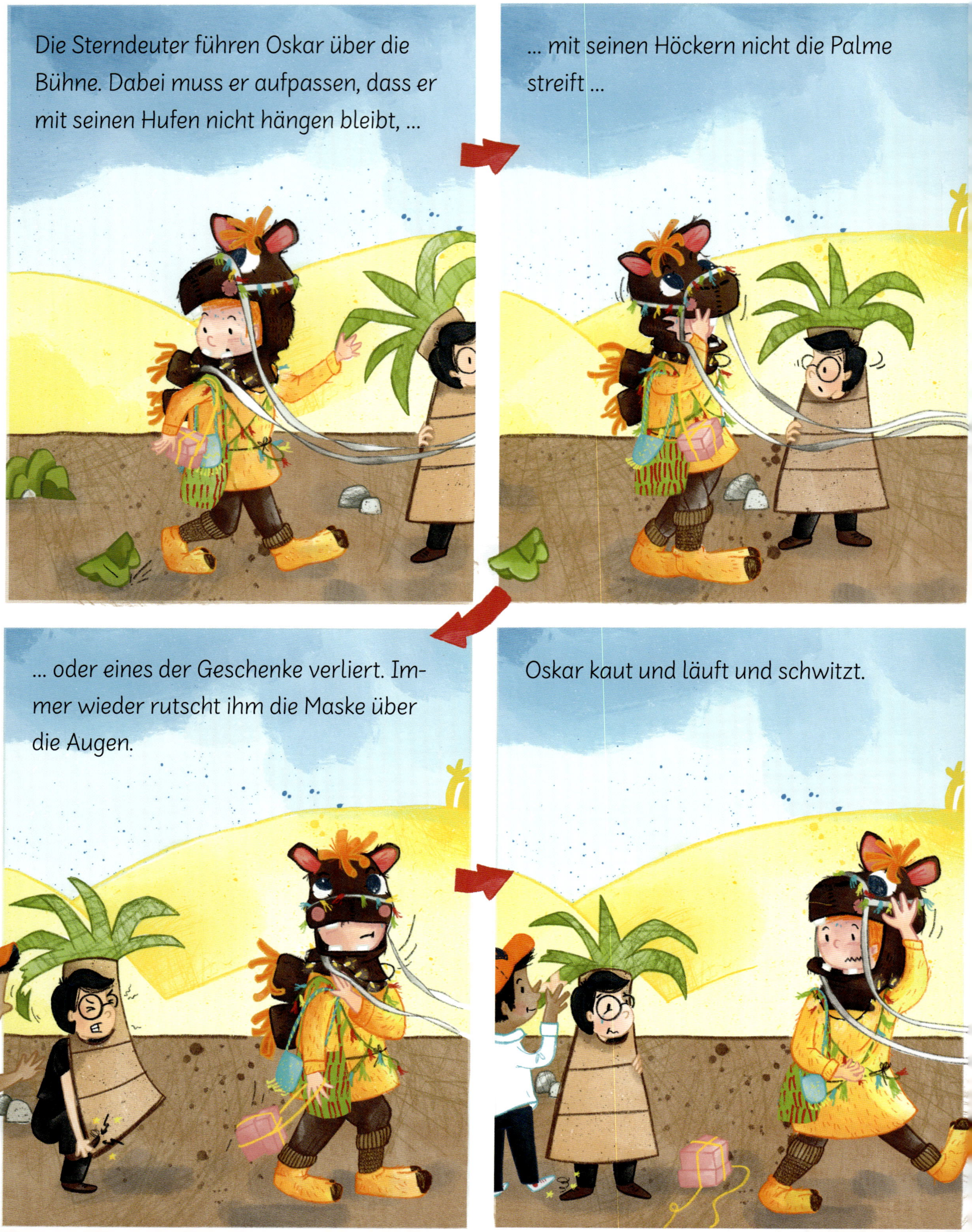
Die Sterndeuter führen Oskar über die Bühne. Dabei muss er aufpassen, dass er mit seinen Hufen nicht hängen bleibt, ...
... mit seinen Höckern nicht die Palme streift ...
... oder eines der Geschenke verliert. Immer wieder rutscht ihm die Maske über die Augen.
Oskar kaut und läuft und schwitzt.

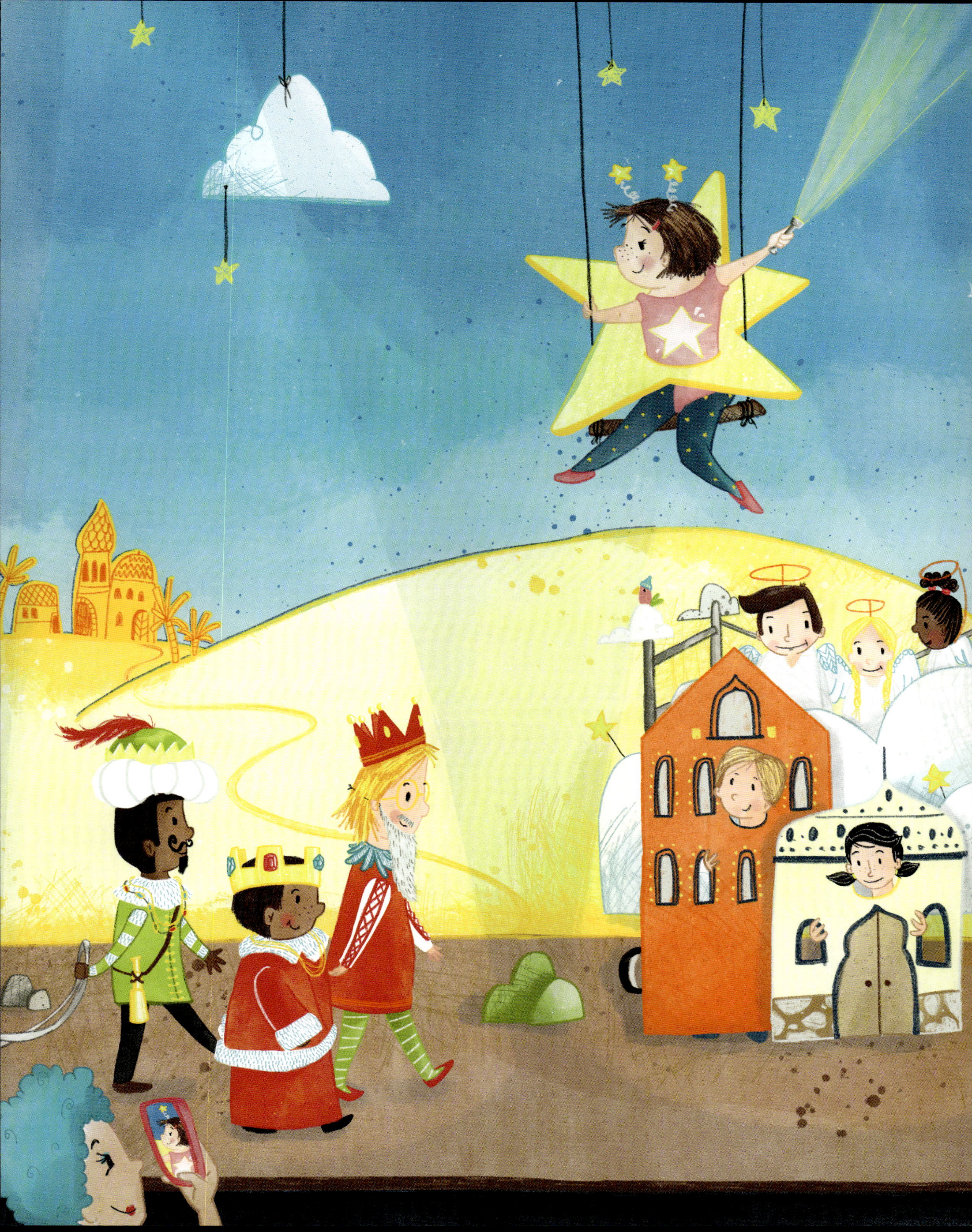

Die Hirten sitzen um ein Feuer. Oskar schwitzt noch mehr. Vor ihm krabbeln zwei Schafe. Das Licht auf der Bühne wird hell.

„Für euch ist heute der Retter geboren. Er liegt in einer Futterkrippe", rufen die Engel. „Das ist eine große Freude für alle Menschen!" Eine große Freude? Nicht für Kamele!

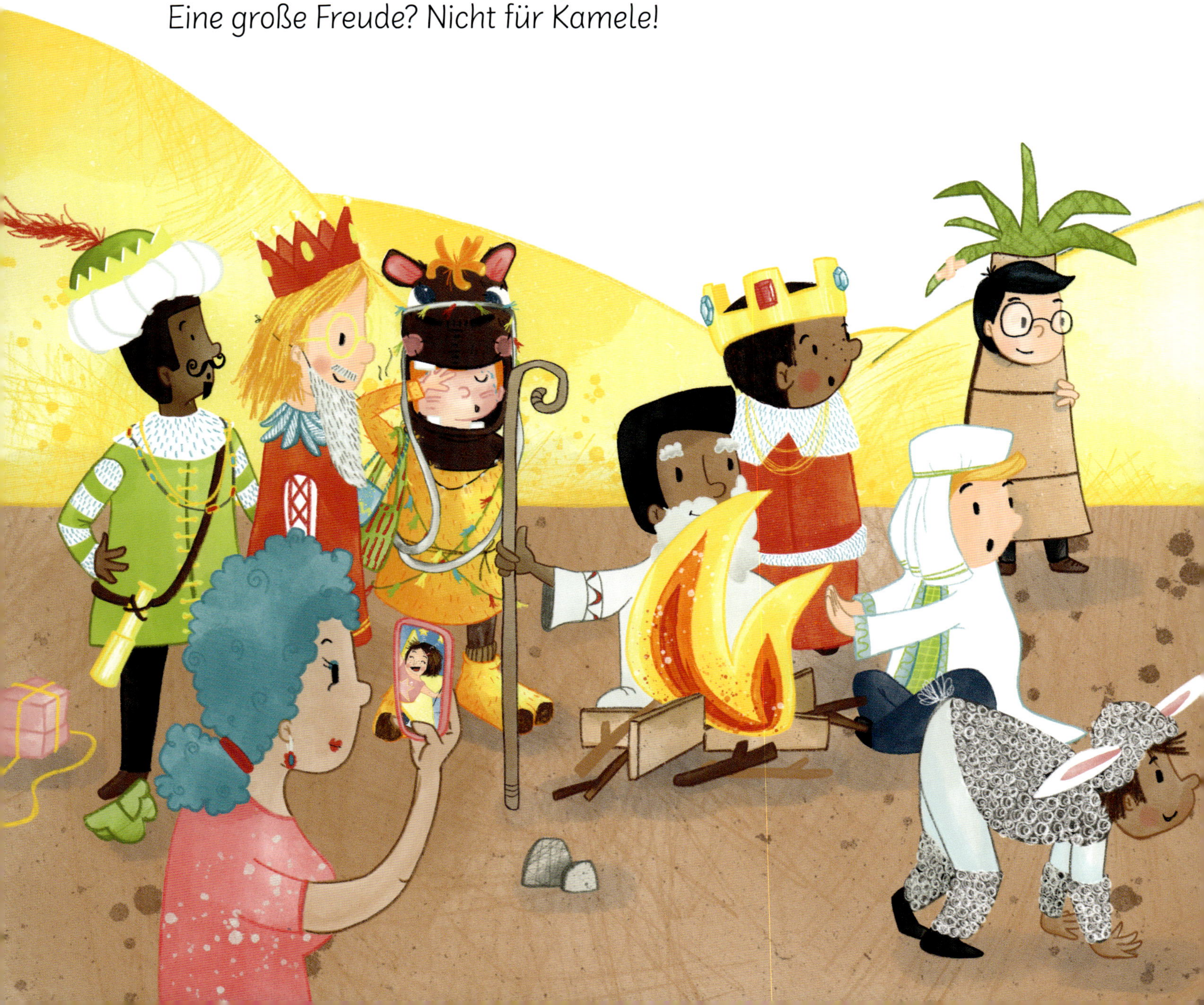

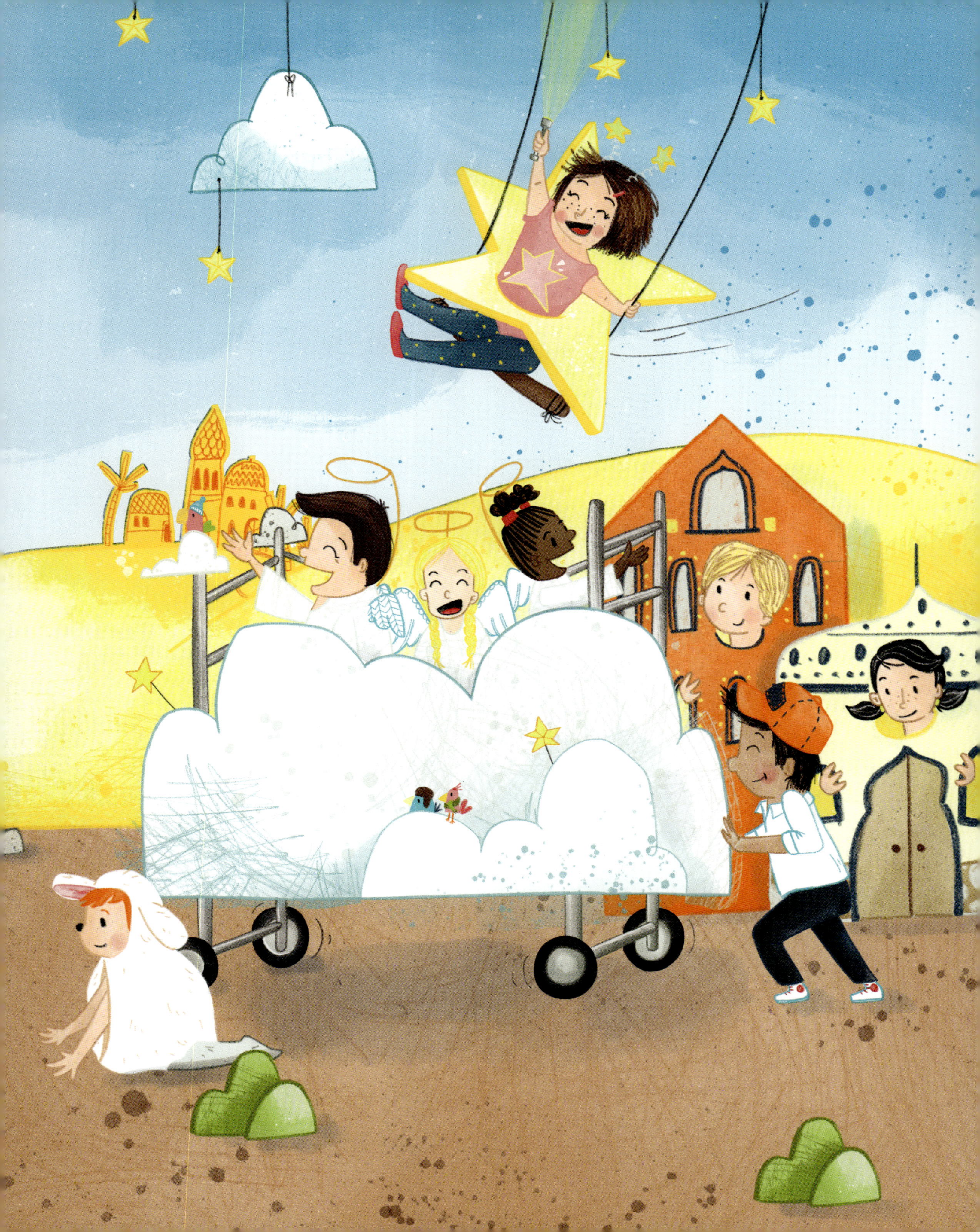

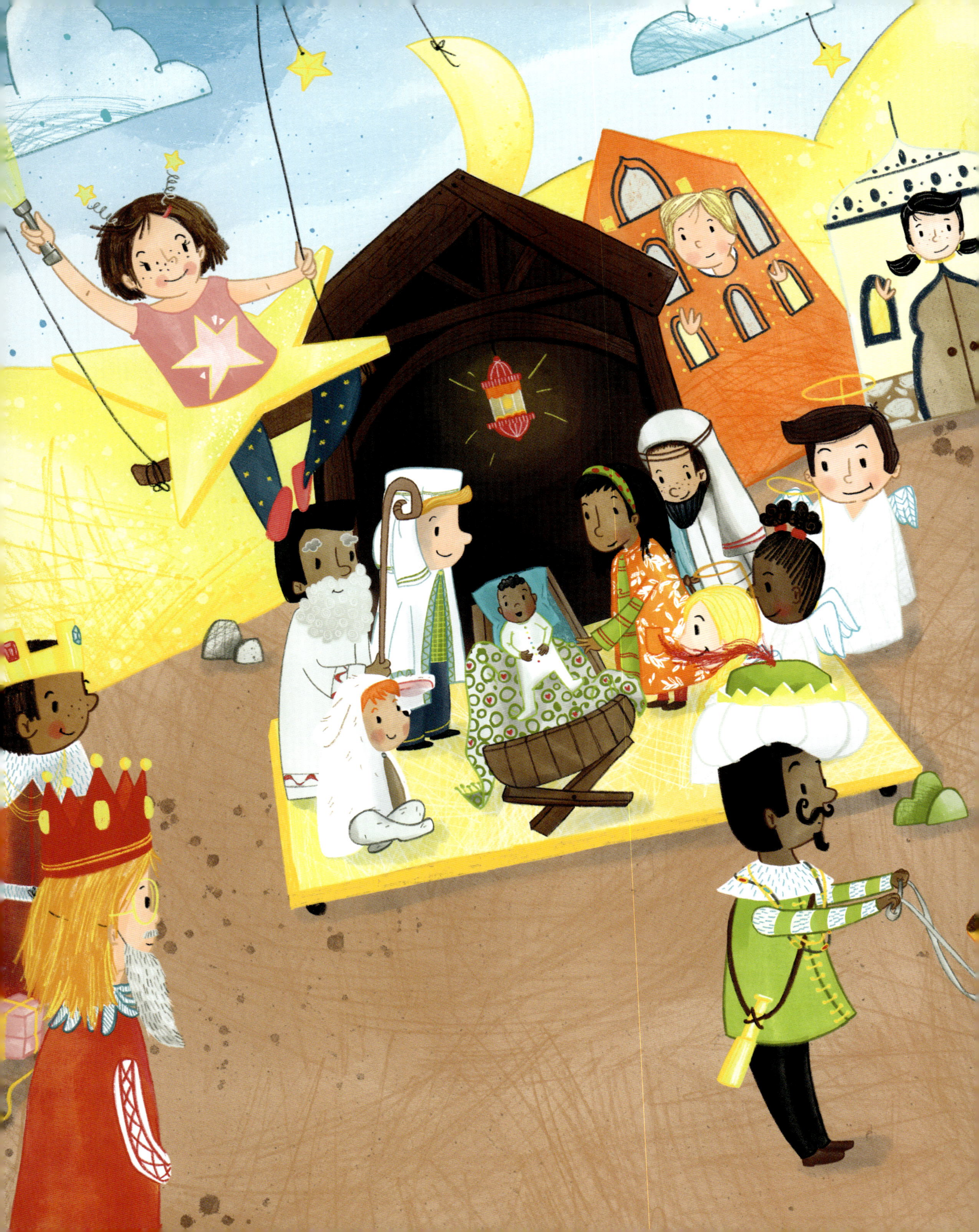

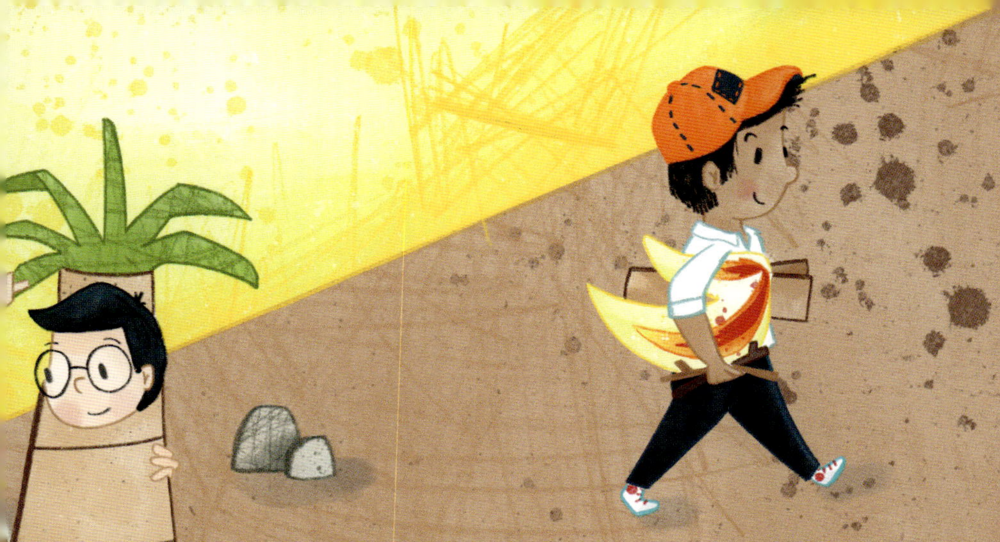

Endlich kommen sie zum Stall mit Josef und Maria. In der Krippe liegt Pauls kleiner Bruder als Baby Jesus. Lisa hängt jetzt direkt über dem Stall und räuspert sich. „Als sie den Stern sahen, kam eine große Freude über sie!“

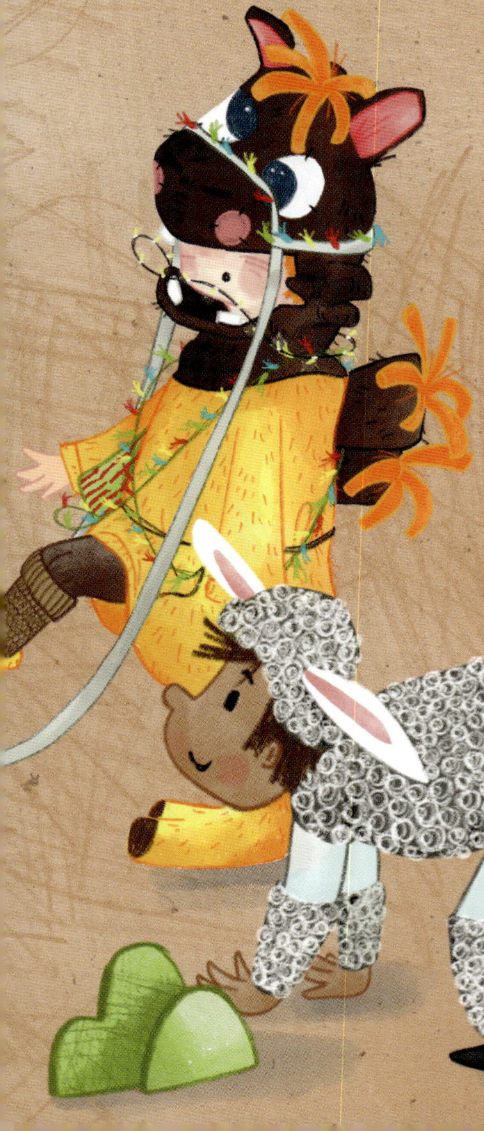

Noch mehr Freude? Oskar schaut nach oben. Da rutscht ihm wieder die Maske über die Augen.

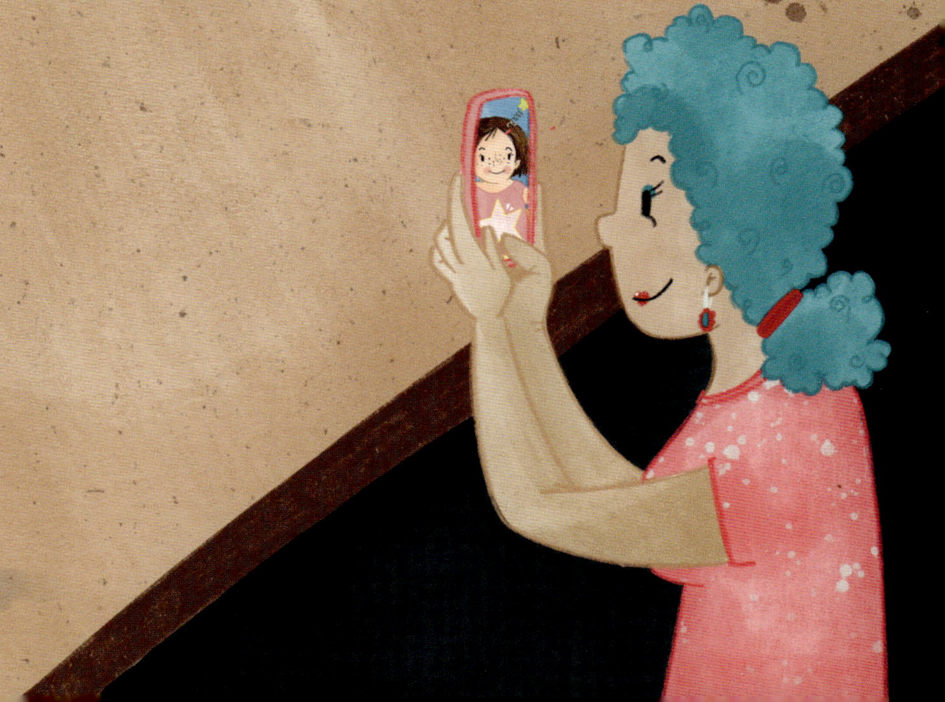

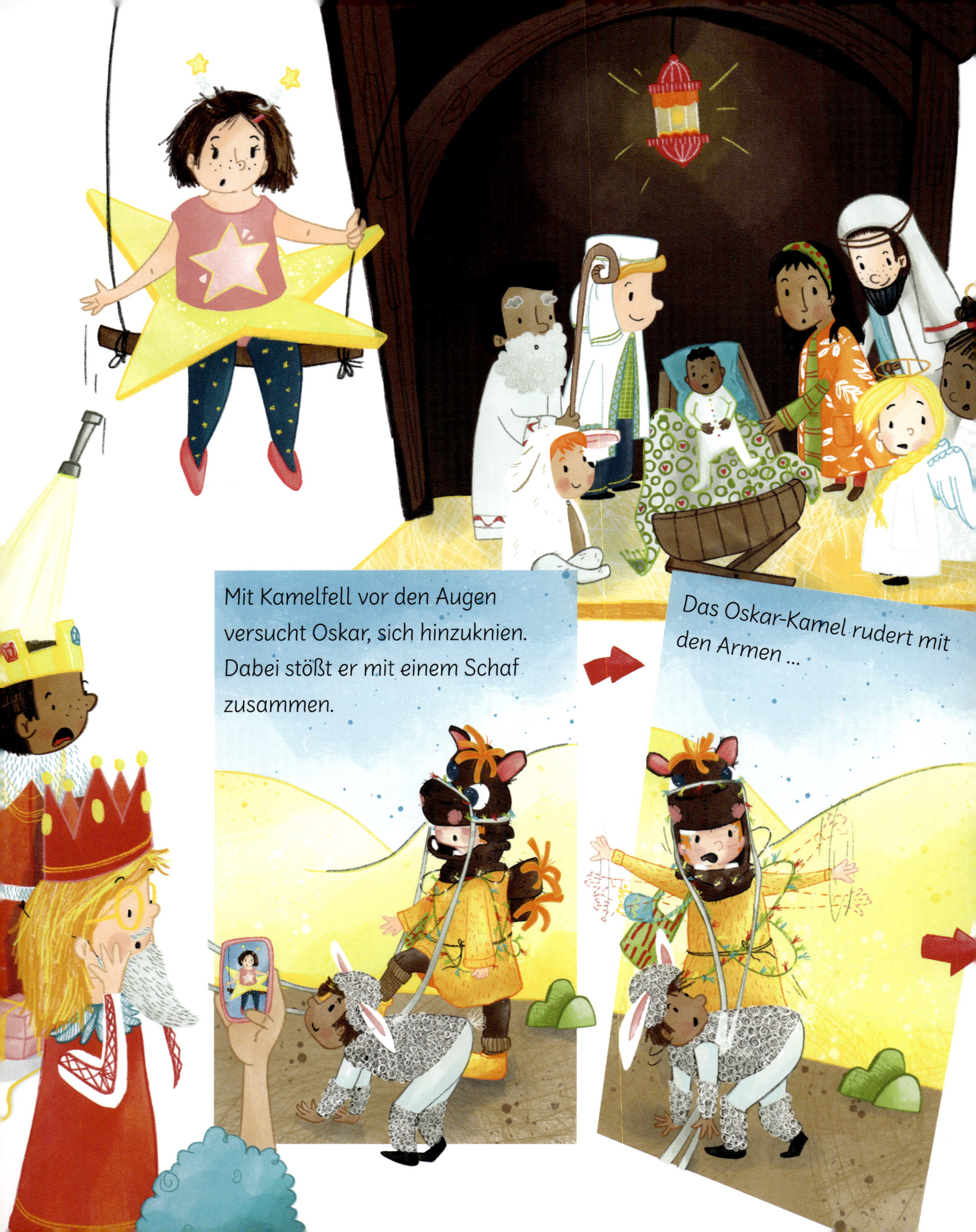
Mit Kamelfell vor den Augen versucht Oskar, sich hinzuknien. Dabei stößt er mit einem Schaf zusammen.
Das Oskar-Kamel rudert mit den Armen ...

… und plumpst gegen einen Sterndeuter.
Der verliert seine Kopfbedeckung.

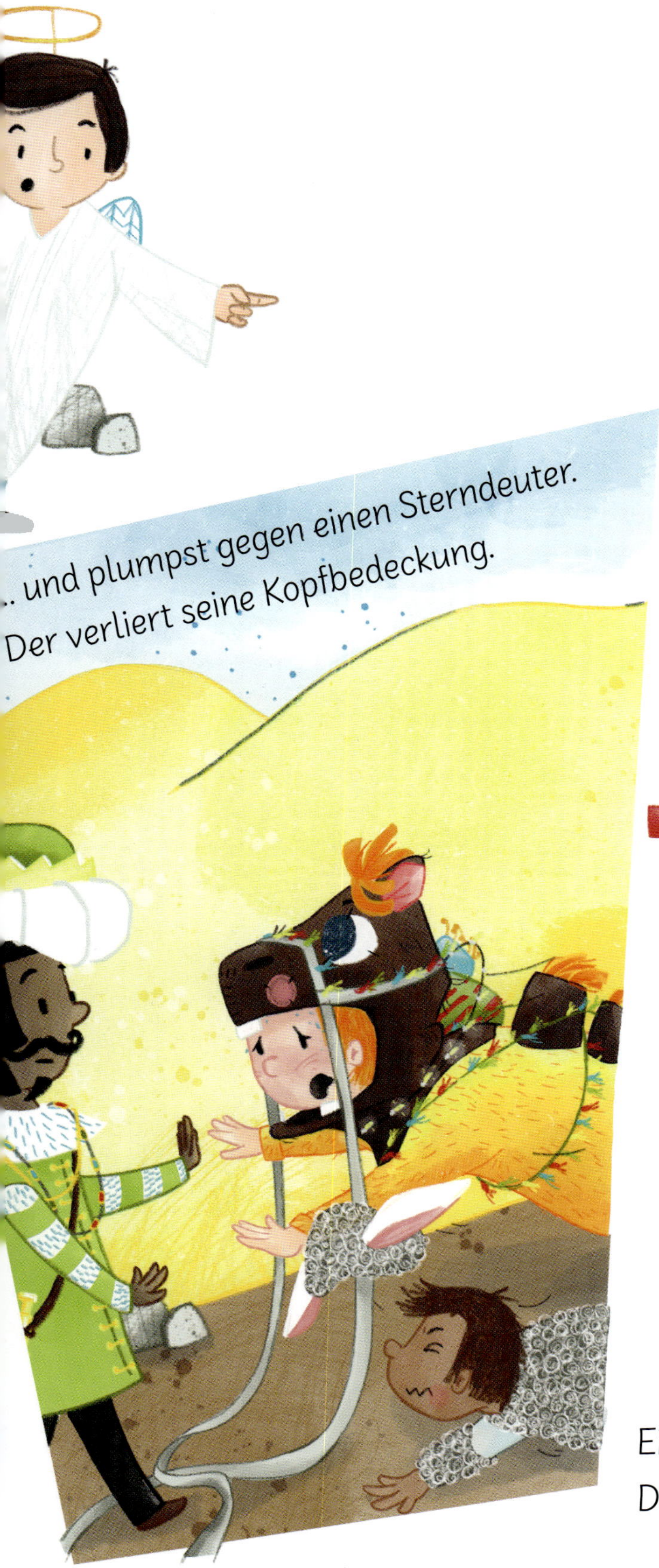

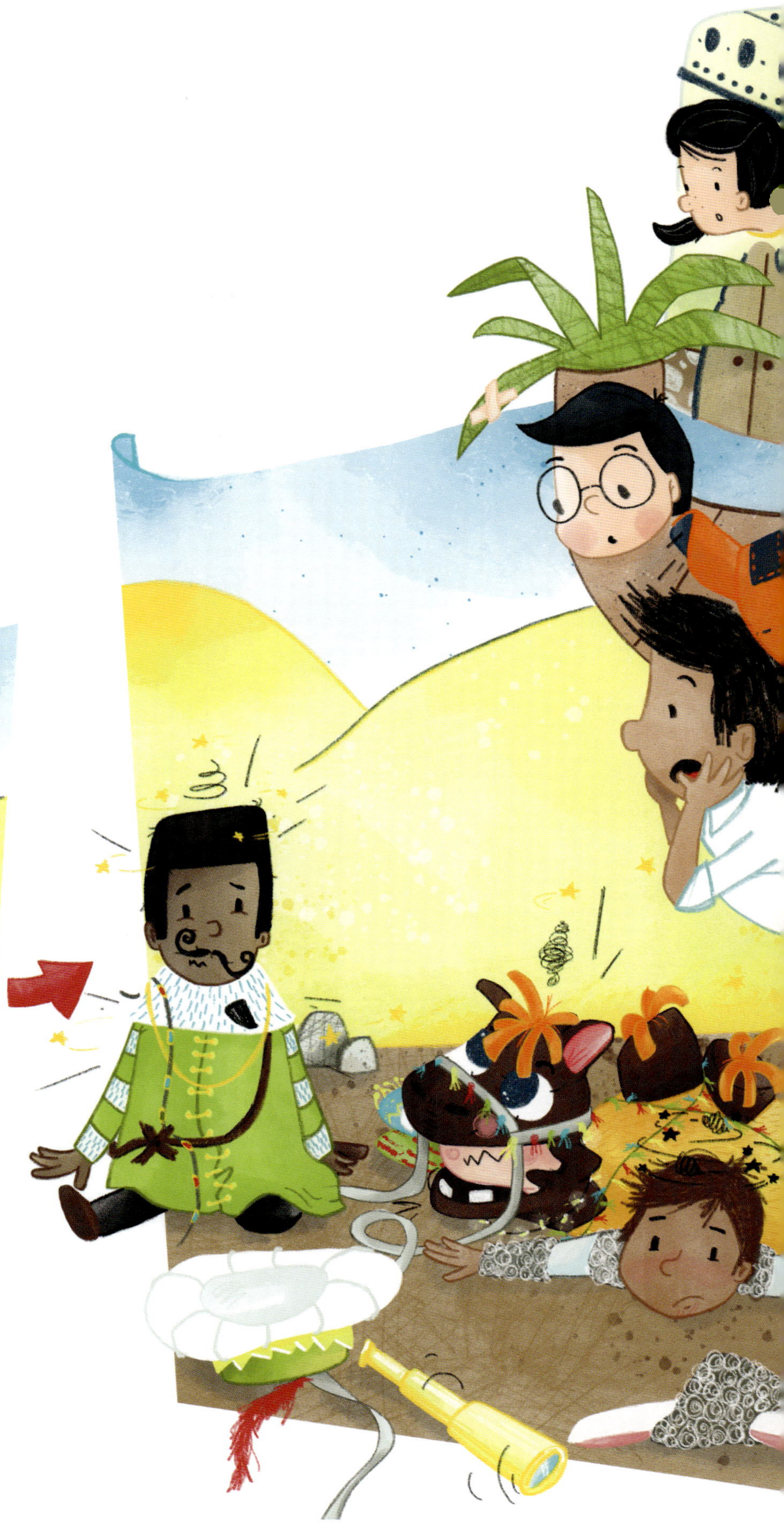

Ein Fernrohr kullert über die Bühne.
Da verheddert Oskar sich auch noch in der Kette.

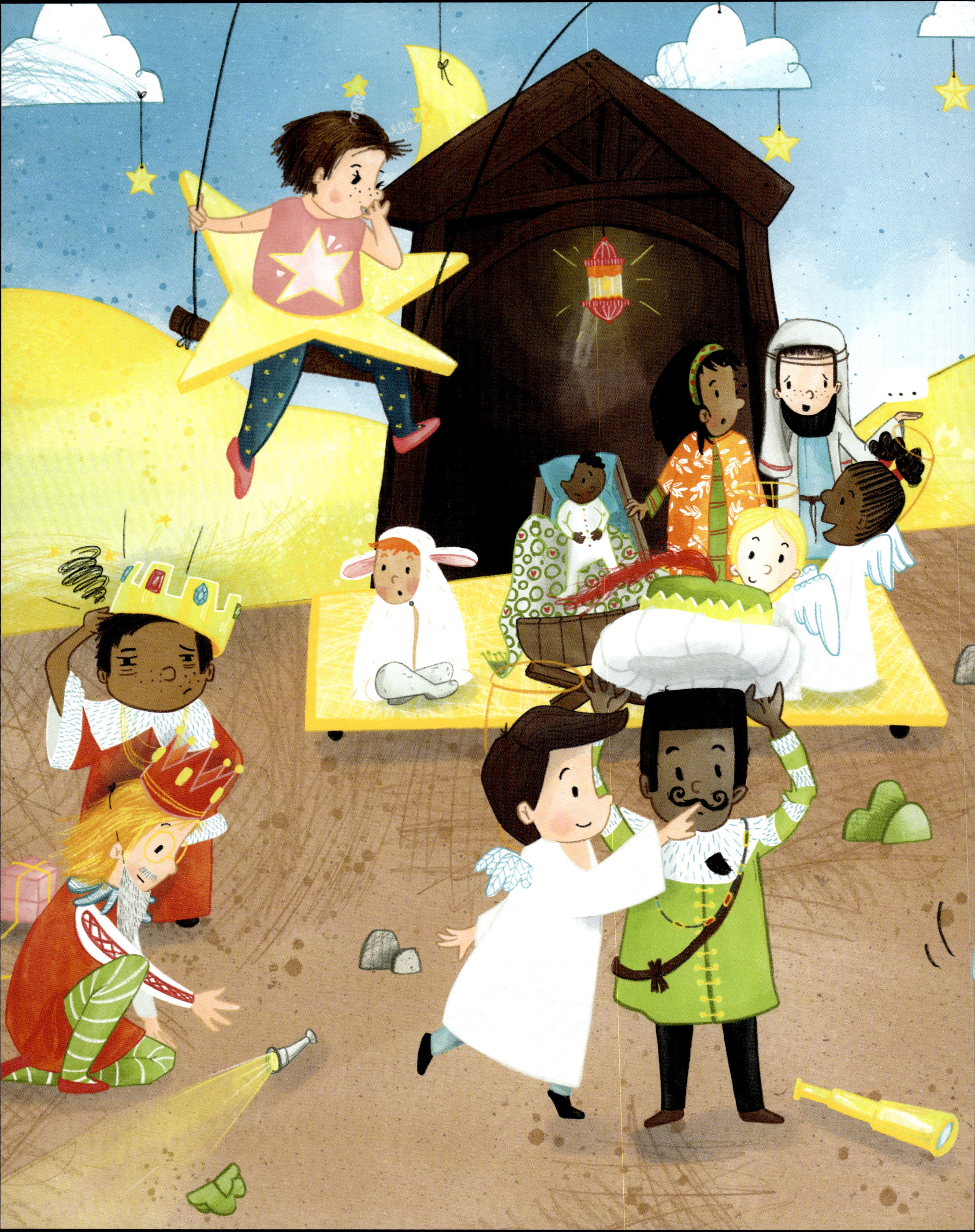

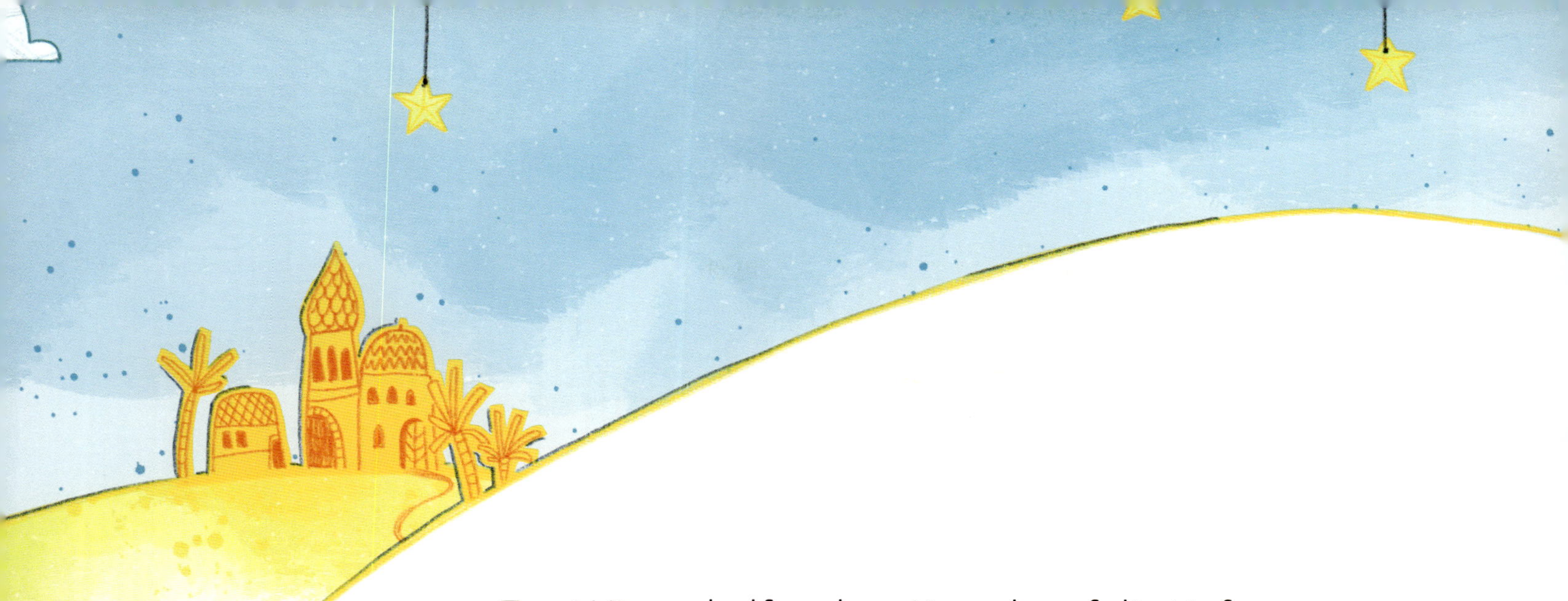

Zwei Hirten helfen dem Kamel, auf die Hufe zu kommen. Aber jetzt hat Josef seinen Text vergessen. Es ist hoffnungslos!

„Eine *große Freude*“, zischt Lisa.

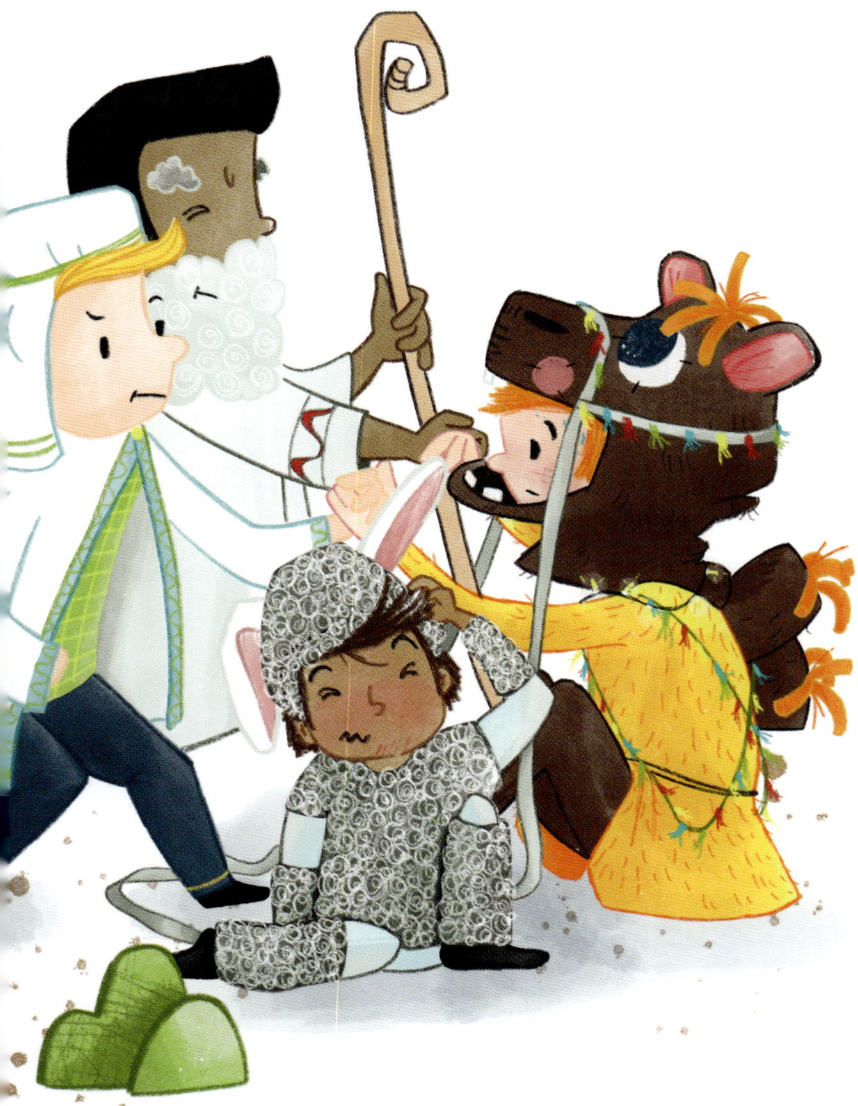

Von Freude will Oskar nichts mehr hören. Und von Lisa auch nicht. Die baumelt da oben in Ruhe und alle finden sie wunderbar.

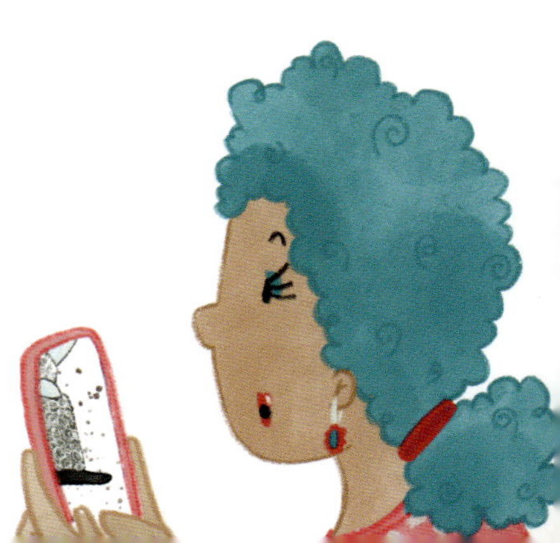

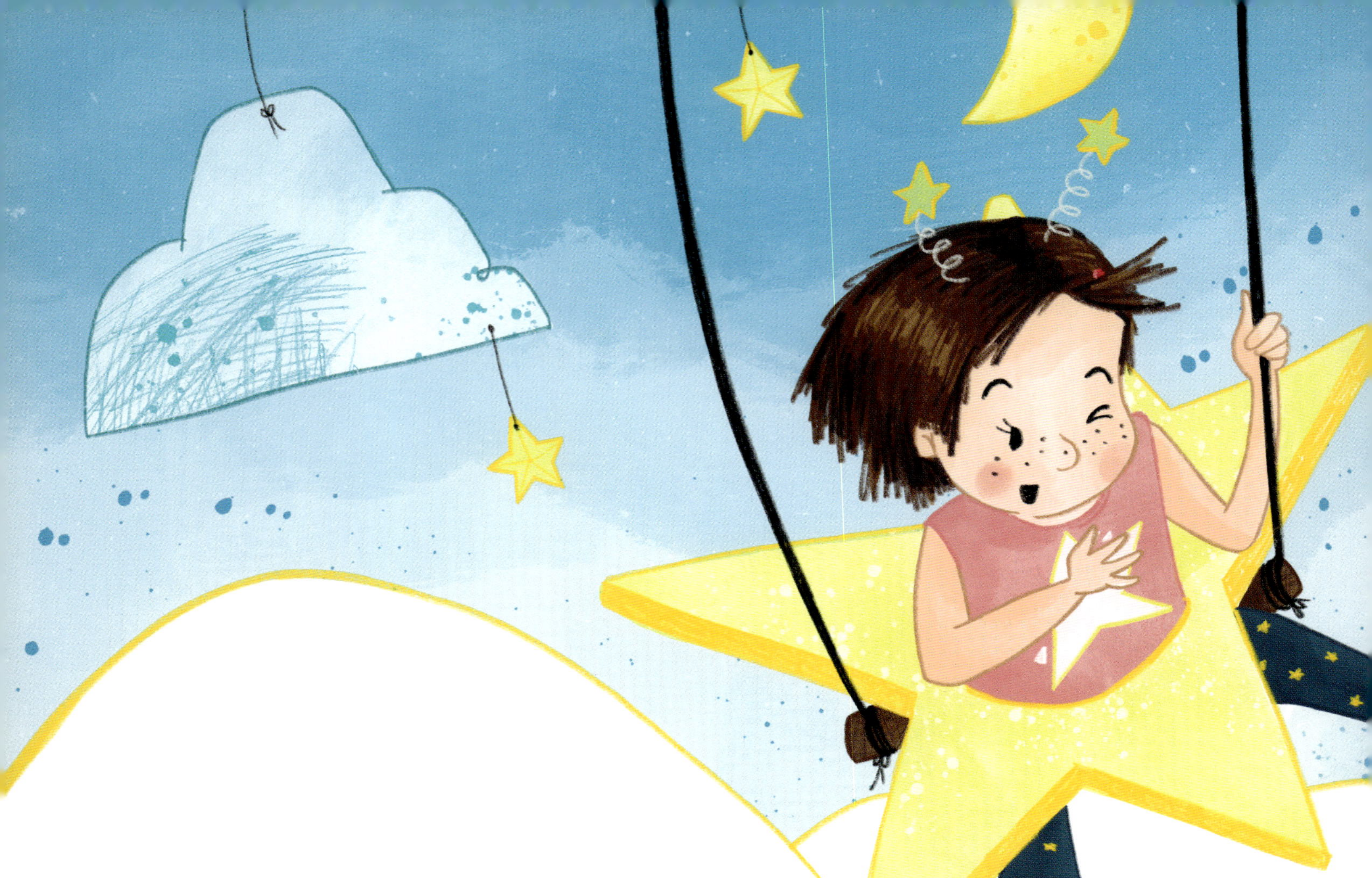

„Ich denke, dass es Zeit ist, auf die Erde zu kommen." War das Lisa? Das steht doch nicht im Text.

„Ja, eine große Freude kam auf die Erde! Als Weihnachtsstern weiß ich das genau."

Lisa wird an den Seilen heruntergelassen und landet zwischen Kamelknäuel und Hirtenchaos. „In der ersten Weihnachtsgeschichte lief einiges ganz anders als geplant." Sie zwinkert Oskar zu.

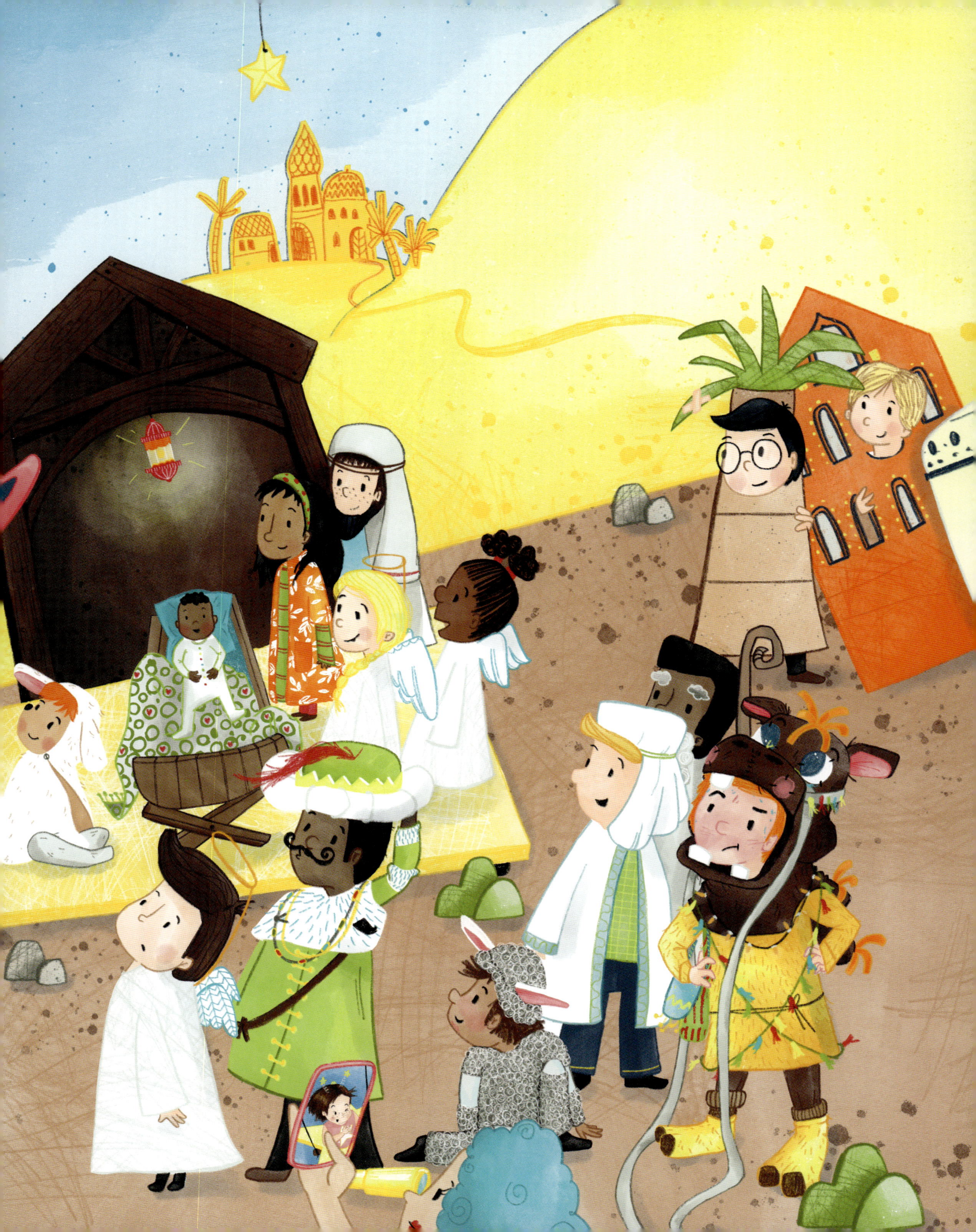

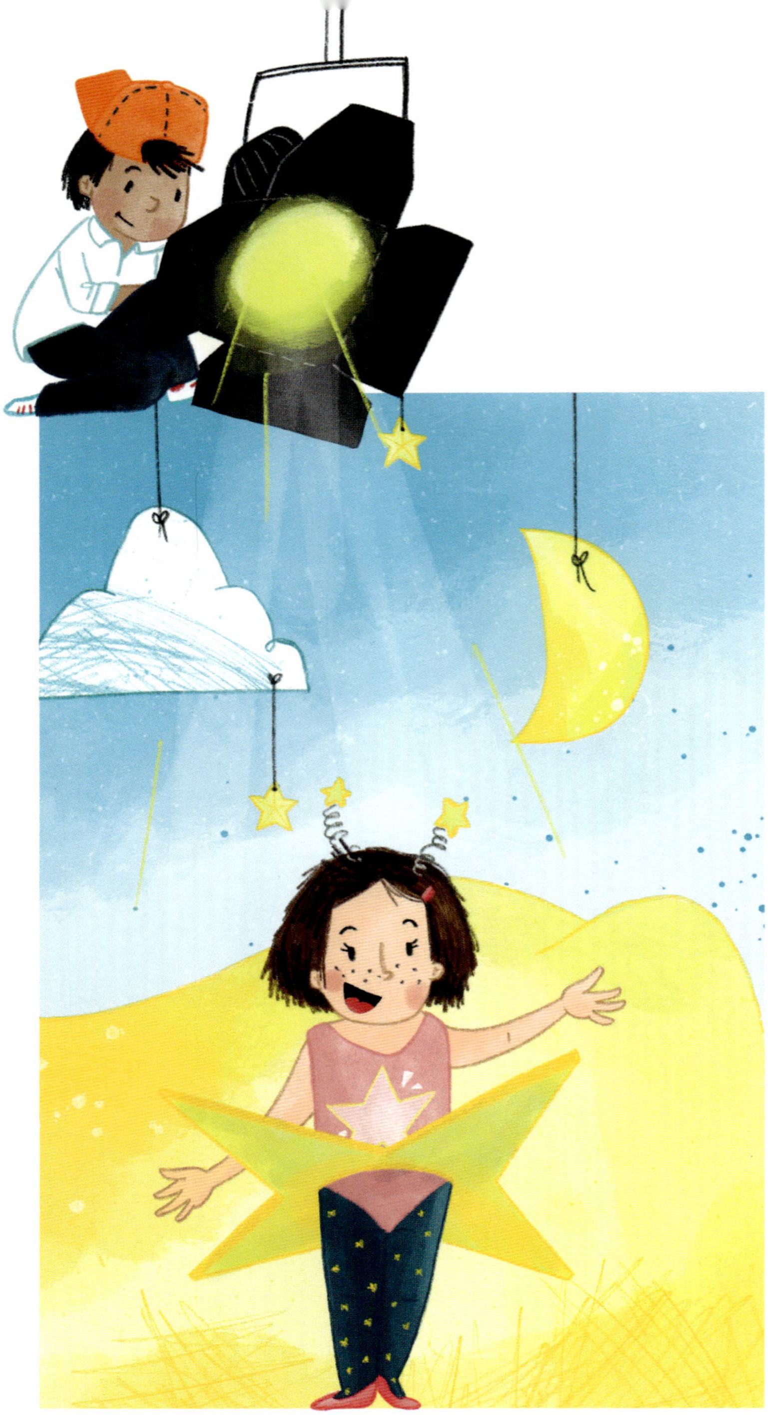

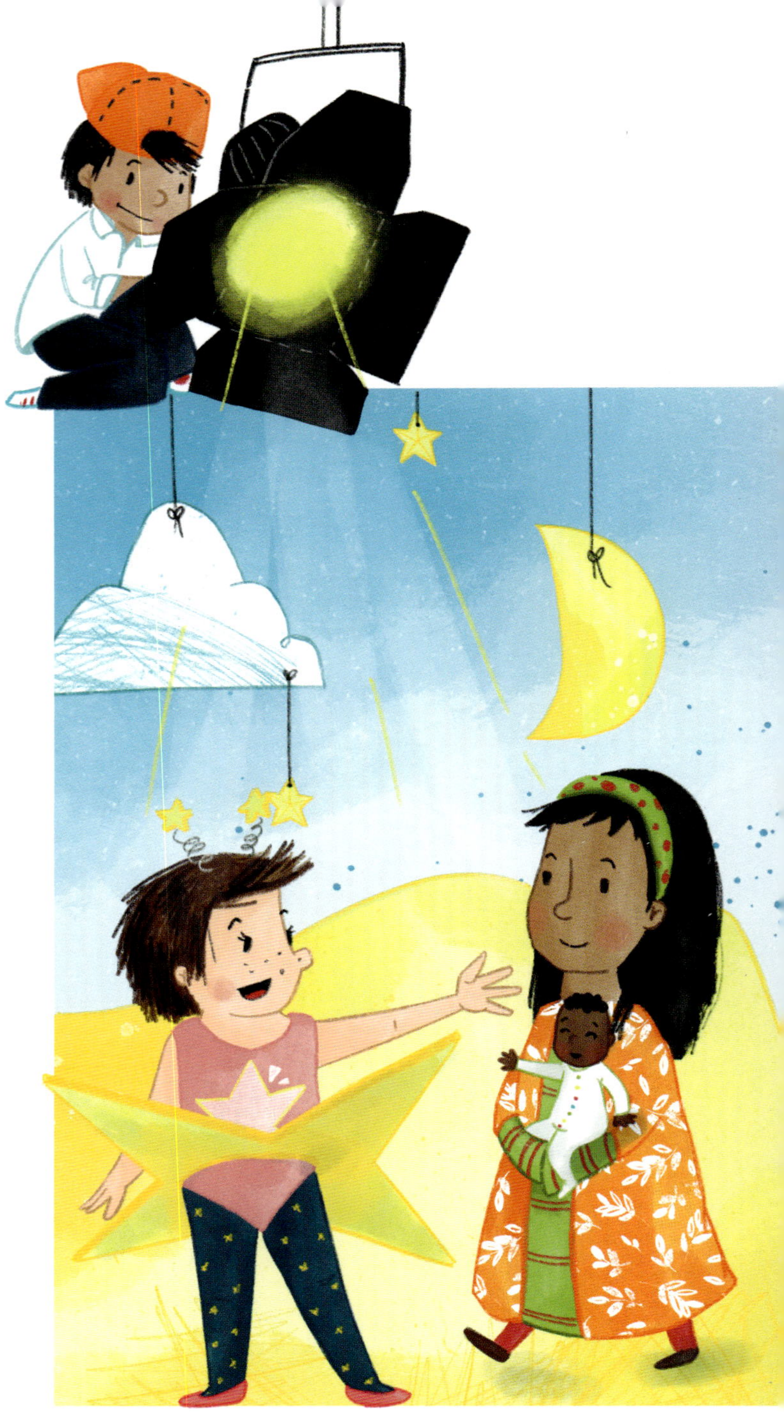

„Aber auf das Gotteskind im Stall kommt es an Weihnachten an!“
Pauls kleiner Bruder strampelt und gluckst.

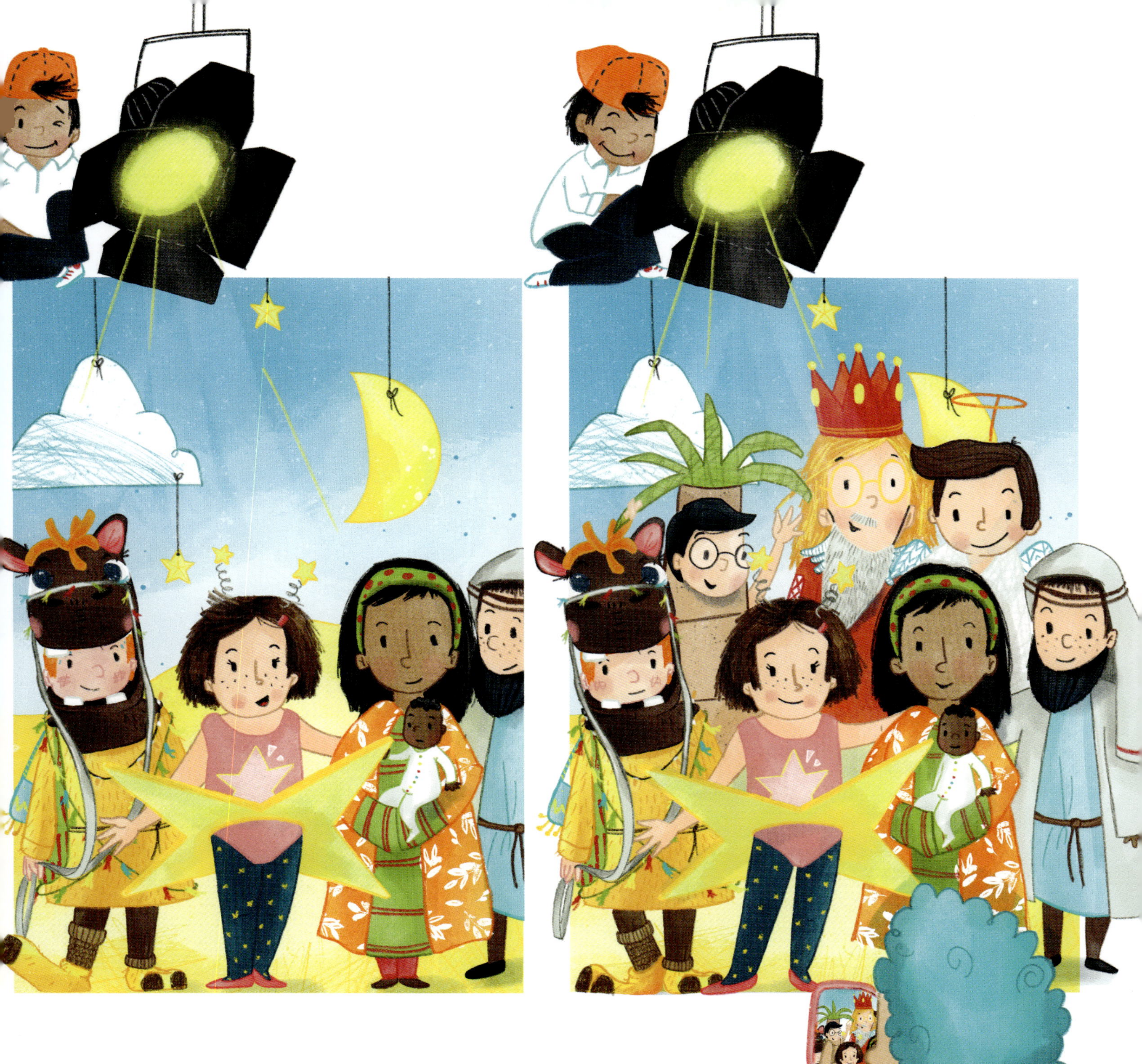

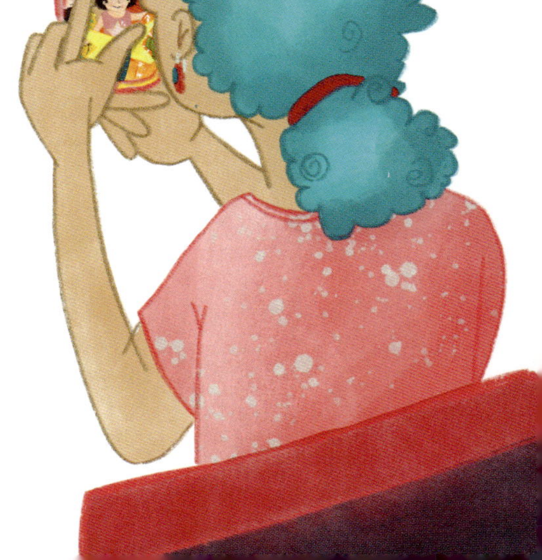

„Jesus hätte im Himmel bleiben können, aber er ist zu uns herabgekommen. Er möchte uns Hoffnung und Freude schenken.“

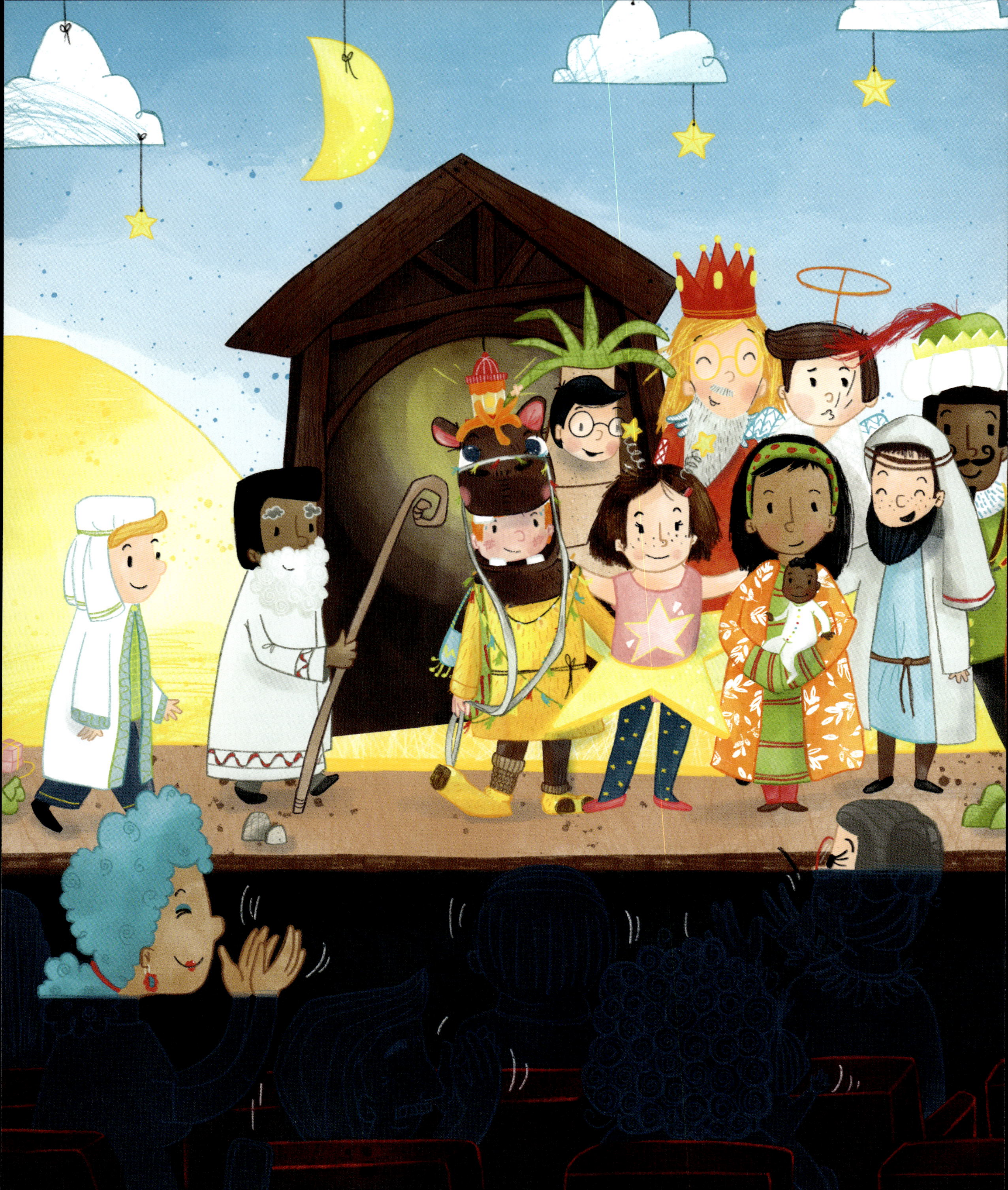

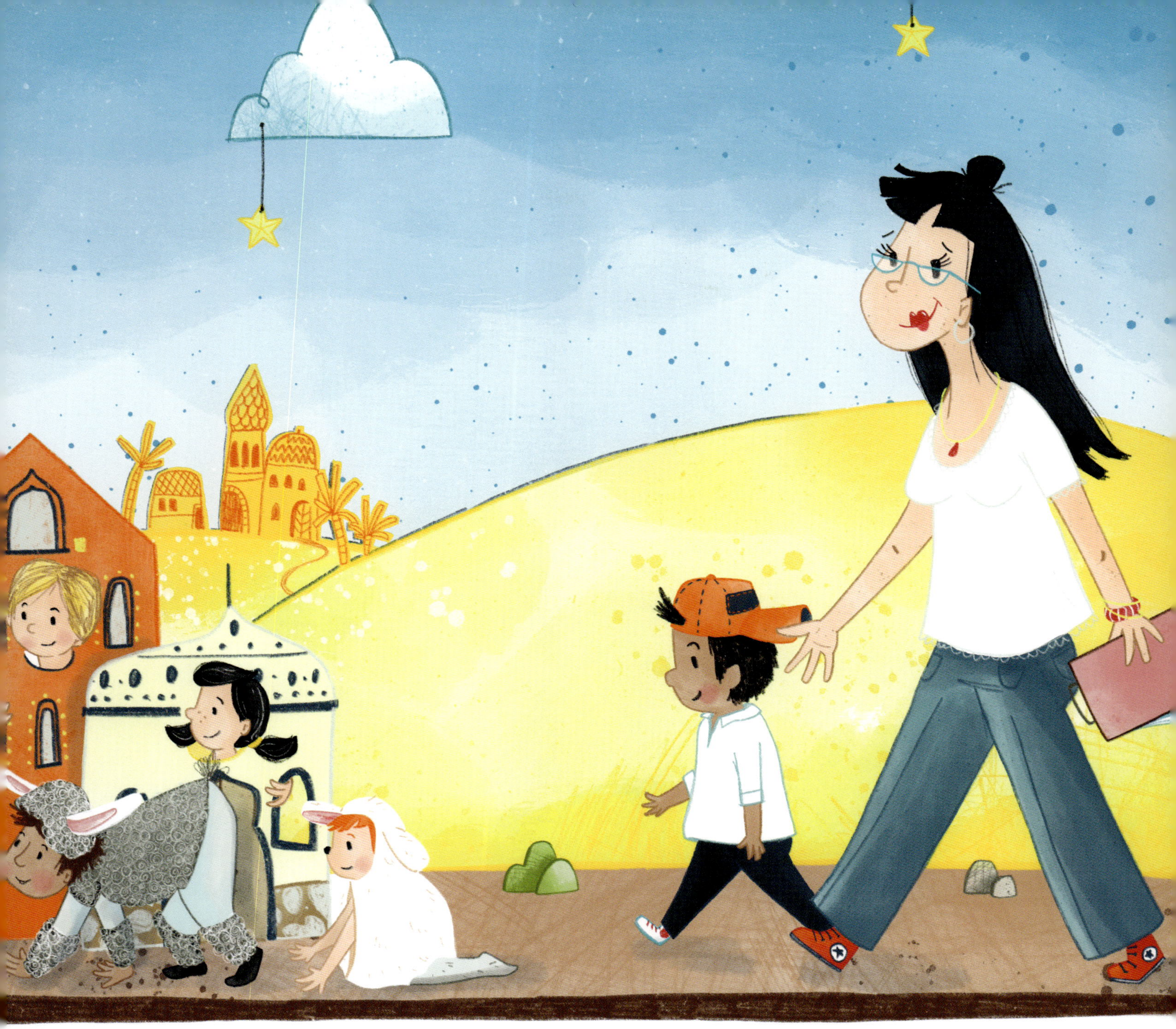

Die Zuschauer klatschen. Frau Lieblich kommt auf die Bühne. Ihre Augen glänzen. Lisas Mutter vergisst, Fotos zu machen. Die Kinder verbeugen sich. Alle singen „O du fröhliche“.

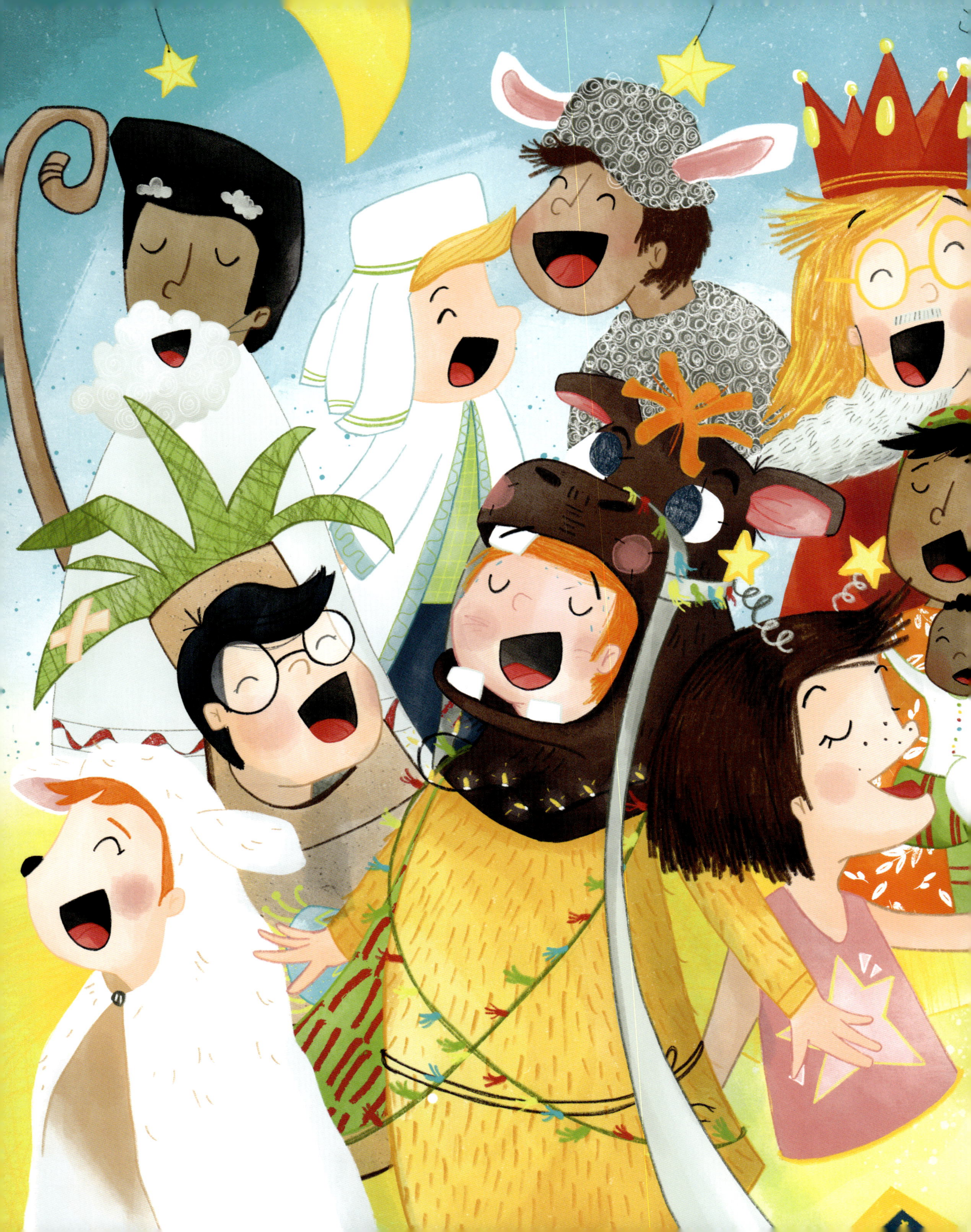

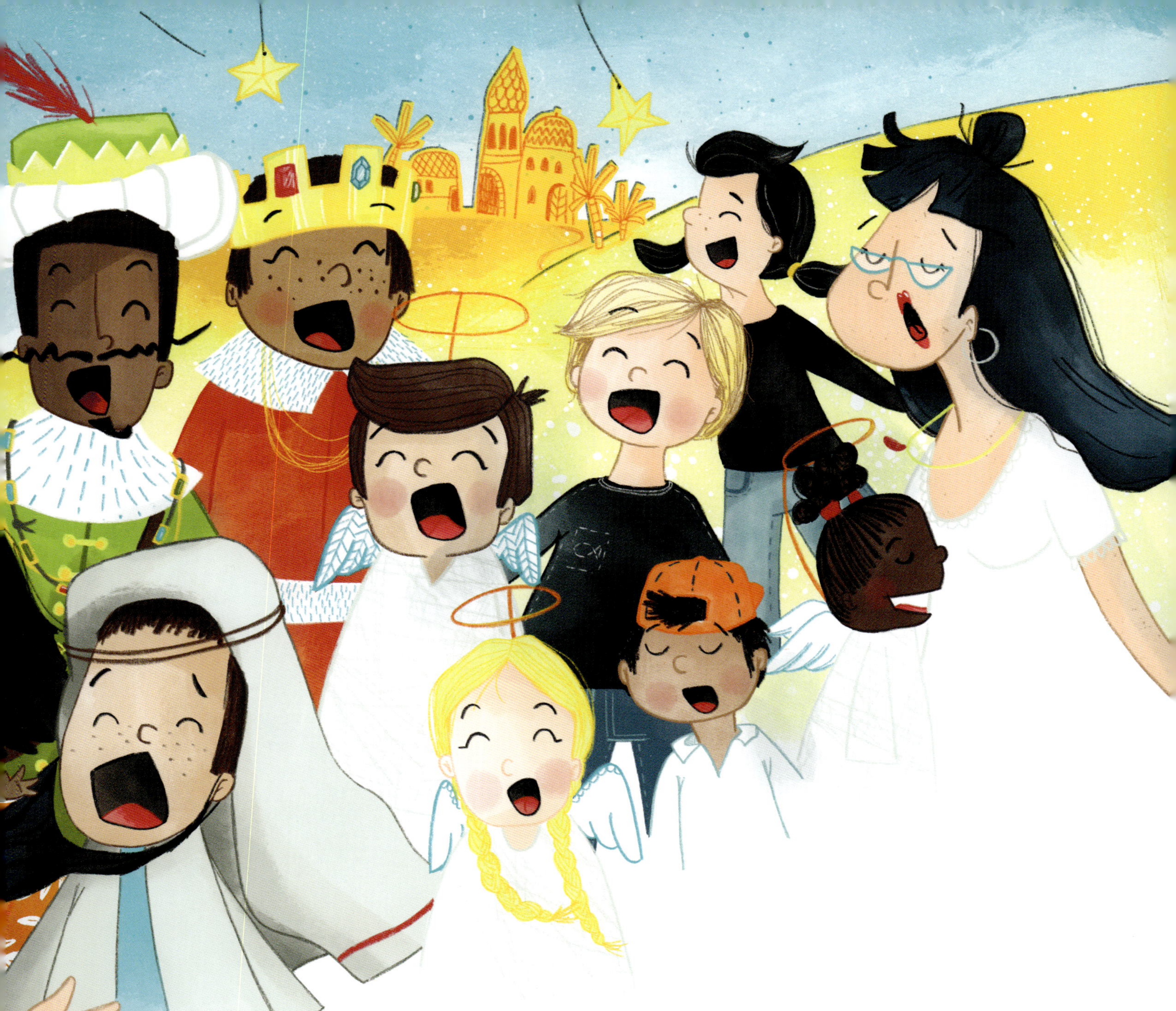

Mittendrin singt ein Kamel mit Höckern,
Ketten, Troddeln und Perlen.

Denn Weihnachtsfreude ist für alle da – auch für Kamele!

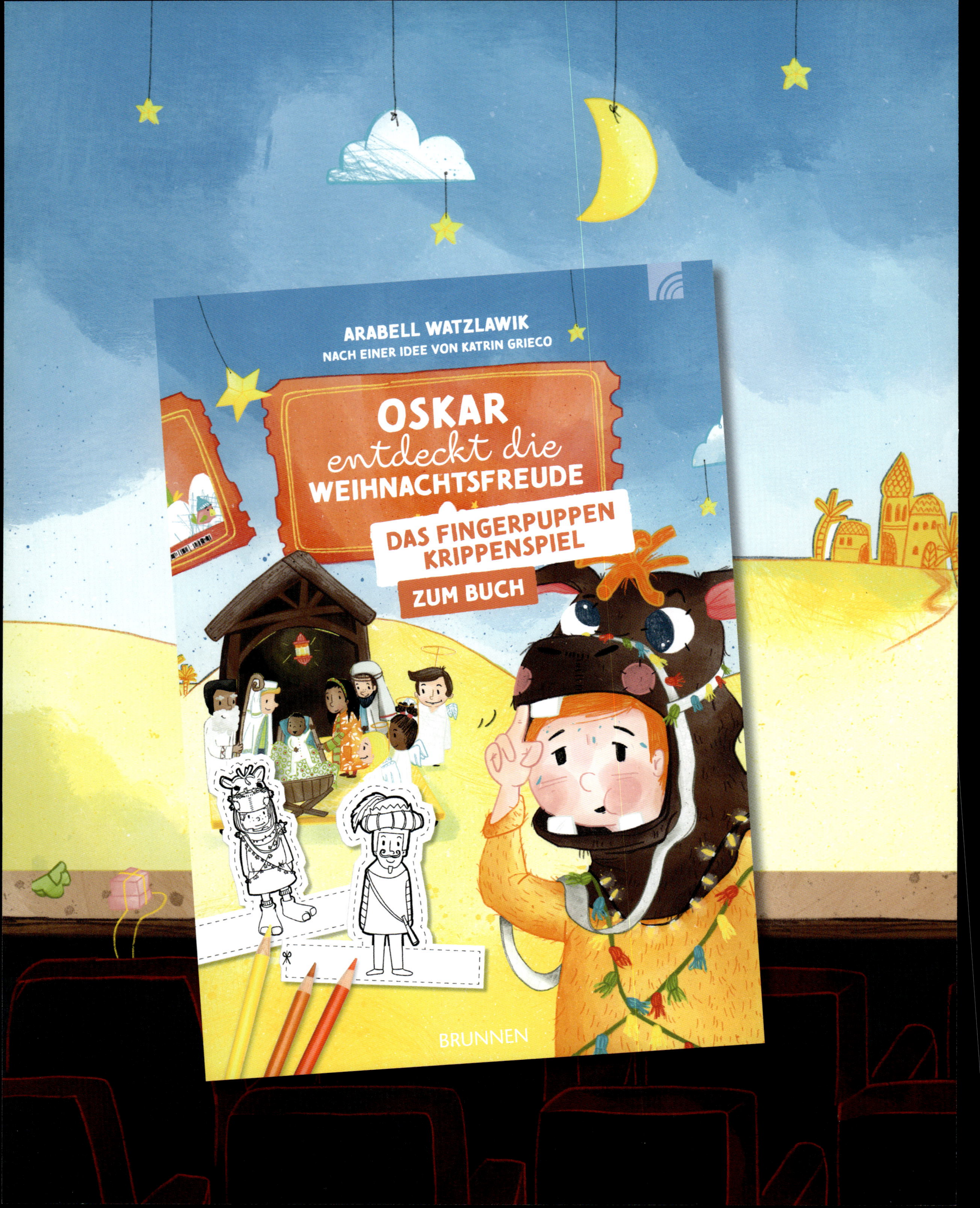
ARABELL WATZLAWIK
NACH EINER IDEE VON KATRIN GRIECO
OSKAR entdeckt die WEIHNACHTSFREUDE
DAS FINGERPUPPEN KRIPPENSPIEL
ZUM BUCH
BRUNNEN